LEÇONS

DE PHYSIOLOGIE.

Ouvrages du même auteur.

1° Observations sur quelques points de l'anatomie du singe vert. Paris, 1804, in-8°.

2° Traité des hémorrhagies. Paris, 1808, in-8°.

3° Conseils sur la manière d'étudier la physiologie de l'homme. Montpellier, 1813, in-8°.

4° Nouvelles remarques sur les hernies abdominales, Montpellier, 1811, in-8°.

5° Exposition de la doctrine médicale de Barthez, et Mémoires sur la vie de ce médecin. Paris, 1818, in-8°.

6° Du Dialogisme oral, dans l'enseignement public de la médecine. Montpellier, 1828, in-8°.

7° Leçons extraites d'un cours de physiologie, rédigées par le Dr Kühnholtz, et revues par l'auteur. (Voy. Gazette médicale de Paris, année 1830, pag. 85, etc.)

8° Deux Leçons de physiologie faites en 1832 à la Faculté de médecine de Montpellier, rédigées d'après les notes manuelles de l'auteur, par le Dr Kühnholtz. Montpellier, 1833, in-8°.

9° Essai sur l'Iconologie médicale, ou sur les rapports d'utilité qui existent entre l'art du dessin et l'étude de la médecine. Montpellier, 1833, in-8°.

10° Douze Leçons de physiologie sur les fonctions privées du système musculaire chez l'homme. Montpellier, 1835, in-8°.

    # Ouvrages de base cités

  — Observations sur quelques points de l'histoire du
    Languedoc. Paris et Toulouse.

  — Traité des ... d'après. Paris, 1865, in-8°

  — Conseils ... à ... ... étude de ... collège.
    Flammarion, Montpellier, 1910.

  — Recueil des ... sur ... de la chimie ... l'anglais.
    Montpellier, 18...

  — ... 1. La ... ... de ... .M.
    ... et ... de la ... ...

  — ... d'après ... ... et ... d'après ... ... la
    médecine. Paris, ... 1855 in-4°

  — Leçons ... sur ... ... de ... ...
    par J. B. ... ... Paris.
    1840

  — ... La ... ... et ... ...
    de médecine. ... ... les
    nouvelles ... ... Mont-
    pellier, ... in...

  — ... ...
    d'une ... ...
    ... médecine. Paris, ... 1 ... in...

  — La ... ... de la ... ...

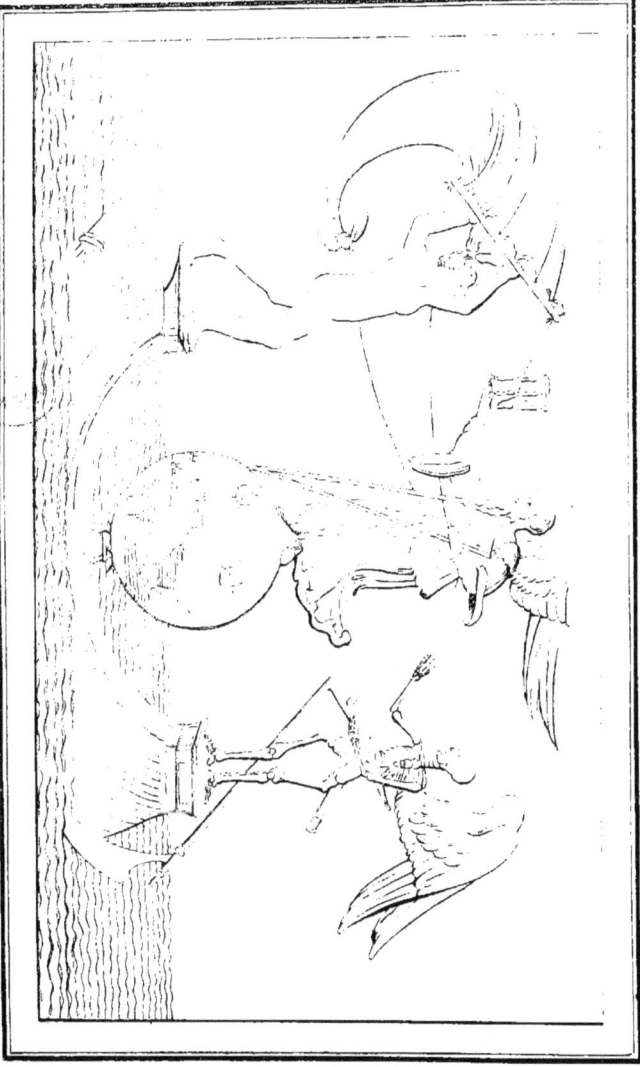

LEÇONS

DE PHYSIOLOGIE,

EXTRAITES DU COURS

FAIT A LA FACULTÉ DE MÉDECINE DE MONTPELLIER,

DANS LE SEMESTRE DE 1835 A 1836.

DE LA

PERPÉTUITÉ DE LA MÉDECINE,

OU

DE L'IDENTITÉ DES PRINCIPES FONDAMENTAUX DE CETTE SCIENCE,

DEPUIS SON ÉTABLISSEMENT JUSQU'A PRÉSENT;

PAR

LE PROFESSEUR **LORDAT.**

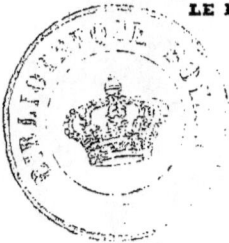

« *Ars medica jam mihi tota inventa esse*
» *videtur, quæ sic comparata est, ut sin-*
» *gulas et consuetudines et temporum occa-*
» *siones doceat.* » HIPPOCRATES, de locis in
homine, interpret. AN. FOESIO. Genev.,
1657, *p.* 422. 50.

(Avec une planche lithographiée.)

A PARIS,

Chez GERMER BAILLIÈRE, Libraire, rue de l'École de Médecine,
n° 13 *bis.*

A MONTPELLIER,

Chez L. CASTEL, Libraire-Éditeur, Grand'Rue, n° 32.

1837.

MONTPELLIER, IMPRIMERIE DE VEUVE RICARD, PLACE D'ENCIVADE. 5.

PERPÉTUITÉ DE LA MÉDECINE,

ou

DE L'IDENTITÉ DES PRINCIPES FONDAMENTAUX DE CETTE SCIENCE,

DEPUIS SON ÉTABLISSEMENT JUSQU'A PRÉSENT ;

LEÇONS

EXTRAITES D'UN COURS DE PHYSIOLOGIE FAIT DANS LE SEMESTRE DE 1835 A 1836.

PREMIÈRE LEÇON, 27 NOVEMBRE 1835.

SOMMAIRE.

Il importe aux élèves que la réalité de la science médicale ne soit pas mise en problème. Bien des gens ne regardent la médecine interne comme vaine, que parce que ses succès ne sont pas aussi sensibles que ceux de la chirurgie. Mais, de tout temps, sa réalité s'est trouvée surtout compromise par la diversité des théories hypothétiques ; elle l'est particulièrement par les novateurs de notre époque, qui déclarent nulle la médecine de vingt-deux siècles, soutiennent qu'il n'existe pas encore de médecine arrêtée, et ajoutent que la médecine future ne sera que provisoire. C'est donc une occasion opportune de faire voir que la médecine a des principes. Division de ce travail en cinq parties.

Une des conditions les plus nécessaires pour faire des progrès dans les études, c'est d'être convaincu de la réalité de la science à laquelle on se livre. Sans cette persuasion , point de courage : sans courage , il n'est pas possible de fournir la carrière où l'on est entré.

Il est des sciences dont la réalité se fait apercevoir au premier coup d'œil. Le sujet est patent ; l'objet formel se présente sur-le-champ ; les résultats en sont clairs pour une attention commune , souvent même ils sont prévus. Mais il en est d'autres dont la nature se dérobe à nos sens, qui ne sont accessibles qu'à l'intelligence , qui exigent de notre part la contention d'esprit la plus soutenue , que l'on reconnaît pour de véritables sciences seulement quand on est dans leur sphère , quand on se souvient des sentiers par où l'on a passé , et qu'on sent encore les efforts qui ont été nécessaires pour les suivre.

La science médicale présente deux exemples frappants de cette différence. Une de ses parties , la chirurgie , est vue , conçue , admirée par tous ceux qui ont jeté les yeux sur ses principes et sur ses procédés ; une autre , la médecine interne , n'est connue , comprise que par ceux qui l'ont fortement étudiée ; et quoique ses effets aient obtenu la reconnaissance de quelques hommes justes , elle n'est louée de personne. Bien plus , des esprits élevés , accoutumés à instruire le public sur les connaissances qui leur étaient familières , et à recevoir ses hommages , dépités de n'avoir pas le même ascendant quand il s'agissait de la médecine interne dont ils ne soupçonnaient ni la constitution ni la philosophie, se sont vengés en niant qu'elle fût une science pratique.

En entreprenant ce cours, cette idée me poursuit et me donne une véritable inquiétude sur les nouveaux venus. Plus leur éducation a été cultivée, plus je puis croire qu'ils ont lu les écrivains célèbres, et qu'ils ont trouvé dans les journaux certaines controverses médicales peu favorables à la considération de la science. Je crains que, dans leurs lectures, ils n'aient reçu des préventions contre l'art qu'ils doivent étudier et que nous sommes chargés de leur enseigner. Je me propose, dans cette séance et dans quelques-unes des suivantes, de les mettre en garde contre de pareilles insinuations préjudicielles. Un grand nombre de ceux qui m'écoutent sont, sans doute, exempts de l'erreur dont je veux garantir les novices. Cependant ils ne perdront pas tout-à-fait leur temps, si je leur montre la manière dont ils peuvent répondre aux esprits forts antimédicaux, qui, en général, sont zélateurs ardents de leur incrédulité.

La médecine externe, ou la chirurgie, qui a existé bien des siècles avant la médecine interne, n'a jamais eu besoin ni de prôneur ni d'apologiste. Il n'a pas fallu un appareil de raisonnements pour louer l'art d'extraire habilement un corps étranger, de rapprocher les lèvres d'une plaie de manière à hâter l'opération naturelle qui devait les unir, de remettre dans l'ordre primitif les fragments d'un os rompu, de réduire dans leur disposition convenable les solutions de contiguité, lorsqu'un malade se plaignait et de ses douleurs et de la dégradation de ses formes. Personne

n'a pu méconnaître la relation qui existait entre le
mal et le remède ; personne n'a pu douter de la vérité
du service rendu par l'artiste. Aussi les peuples, appréciant la dignité de l'art plus d'après l'évidence et
la grandeur du bienfait, que d'après la difficulté et le
génie qu'il pouvait supposer, décernèrent l'apothéose
à la chirurgie dans la personne d'Esculape. On sait,
en effet, que la pratique médicale de ce personnage
et de ses enfants était exclusivement chirurgicale, et
ne se rapportait guère qu'au traitement des plaies (1).

La médecine interne n'est venue que sept ou huit
siècles après l'époque où l'externe avait des autels
et des chantres, c'est-à-dire sept cent cinquante ans
après la guerre de Troie (2). De quel progrès dans
la civilisation n'a-t-elle pas eu besoin avant d'éclore !
Dans ce long intervalle, on n'a cessé de constater des
faits, de consigner des observations de maladies affectives : mais cet amas de connaissances historiques était
loin de former, soit une science, soit un art raisonné.
Ce ne fut que lorsque la Grèce était à l'apogée de sa
gloire, et dans le siècle de Périclès, qu'Hippocrate
put classer les faits, en déduire des propositions générales, fonder des dogmes abstraits, et, en un mot,
ériger ces matériaux en corps de science.

Mais le même développement de la civilisation qui
avait permis de construire la médecine interne, avait

---

(1) Plin. Sec. Nat. Hist., lib. 20, cap. 1.
(2) Idem, ibidem, traduc. de Poinsinet de Sivry, not. 7.

amené aussi des philosophes, des grammairiens (c'est
ainsi que l'on appelait ceux que nous nommons aujourd'hui des *gens de lettres*) et des sophistes jaloux de
la réputation d'autrui. A peine les ouvrages d'HIP-
POCRATE parurent, que ces derniers les attaquèrent.
Incapables d'entrer dans le fond des choses, ils s'a-
visèrent de les dépriser indirectement, par une sorte
de *question préalable*. Ils affectèrent de regarder l'existence d'une médecine interne comme problématique;
car, disaient-ils, nous ne la voyons pas en elle-même;
nous ne pourrions en reconnaître la réalité que par
les effets, par les cures qu'elle aurait évidemment
opérées. Or, qui nous répondra que les guérisons sont
l'effet de l'art et non pas celui de la nature? Tel fut
l'argument le plus inquiétant avec lequel les ennemis
poursuivaient alors la médecine interne.

HIPPOCRATE y répondit. Il sentait combien il est
difficile de raisonner sur ces matières en présence d'un
vulgaire qui compte pour beaucoup ce qui frappe les
sens, et qui regarde comme de nulle valeur tout ce
qui n'est pas éclatant. Une opération chirurgicale est
fort estimée par le peuple; mais s'il s'agit d'une maladie interne, dont les causes sont aperçues seulement
par l'intelligence, et qui ne peuvent être détruites
qu'au moyen de la connaissance de l'opposition qui
existe entre ces causes et les moyens curatifs, ce peuple n'y verra rien, n'appréciera rien, ne louera rien:
il n'y aura qu'un médecin profondément instruit qui
soit capable de reconnaître l'opération mentale qui a

été exécutée dans l'esprit de l'artiste , et l'utilité prévue des changements introduits dans le malade, en conséquence de cette pensée (1).

Cependant HIPPOCRATE consentit à réfuter ce reproche. On peut voir ses réponses dans le livre qui a pour titre : de *l'Art de la médecine* , DE ARTE. On y trouvera peut-être tout ce que l'on pouvait dire lorsque les méthodes thérapeutiques étaient plus restreintes ou moins connues; lorsqu'on ne possédait, ni les moyens spécifiques les plus efficaces , ni des tables de mortalité comparées, ni l'art de calculer les probabilités des événements ou de la vie humaine , ni cette science de la causalité qui peut nous apprendre à déterminer les cas où les événements ont dû arriver par les causes ordinaires, et ceux où ils ont dû arriver par des causes extraordinaires, soit accidentelles , soit artificielles. Aussi un des traducteurs les plus estimables, DACIER, juge-t-il cet écrit très-solide et très-digne de la réputation de son auteur.

Quand les faits médicaux furent assez nombreux pour exciter la curiosité philosophique , il y eut des tentatives pour en faire la base d'une science. Avant HIPPOCRATE, les spéculatifs avaient construit des hypothèses pour expliquer la nature humaine : mais ces suppositions que les philosophes prisaient sans doute, et qui auraient vraisemblablement envahi la pratique médicale, furent comprimées par ce grand homme.

(1. HIPPOCRAT., *de Flatibus.*

De son vivant, on vit peu de théories qui fussent différentes des siennes, soit que les contemporains eussent assez de prudence pour ne pas se mettre en rivalité avec lui, soit que sa réputation effaçât les autres; ou, s'il est permis d'emprunter cette figure d'un orateur célèbre, « que sa gloire fit re-» tentir la terre de son nom, et la fit taire de tout » le reste (1). » Mais après sa mort, ses successeurs se mirent à dogmatiser à l'envi, et comme chacun aspirait à la nouveauté, ils furent sans retenue; ils semblèrent n'avoir d'autre but que d'étonner le public par des pratiques insolites; et théories, méthodes thérapeutiques, langage, tout parut diverger. Cette diversité des opinions médicales a été jusqu'à ce moment le fléau le plus opiniâtre de la science; et si ce fléau s'est ralenti dans quelques siècles, il a pris sa revanche dans les autres.

Depuis cette époque, la diversité des doctrines a toujours été le plus grand argument contre la réalité de la médecine. En effet, sans durée, sans cons-tance, sans uniformité de pensées, que serait une science? La vérité, c'est-à-dire la conformité de nos idées avec les objets qu'elles représentent, ne peut être constatée que par le consentement général des juges compétents, et par la non-interruption. Des idées différentes et fugitives dans les esprits à l'occasion des mêmes objets, ne pourraient jamais

(1) BOURDALOUE, Oraison funèbre du grand CONDÉ.

être regardées comme les résultats d'une raison commune ; on n'y verrait que des suggestions, des imaginations individuelles. Or , disent les ennemis de la
médecine interne, que voyons-nous de fixe, de per-
manent, d'homogène dans les écrits des dogmatiques ?
Il n'y a pas deux médecins qui se ressemblent ; que
dis-je ? Il n'y en a presque pas deux qui ne soient en
dispute et qui n'aient le soin de faire sonner bien haut
leurs dissensions. Y a-t-il là une ombre de science ?
Un des vôtres semble excuser la médecine en disant
que la vérité est prodigieusement difficile à trouver,
et qu'ainsi il ne faut pas être surpris si des hommes
d'un très-grand mérite se sont séparés en des sectes
si différentes (1). A la bonne heure ; qu'est-ce que
cela prouve ? Cela absout les hommes de n'avoir pas
pu trouver un problème si difficile ; mais cela con-
firme l'assertion que nous avons avancée contre la
médecine : c'est que la médecine n'existe point comme
science pratique , c'est-à-dire comme un ensemble
régulier de principes certains, de conséquences qui
en découlent rigoureusement, et de règles qui s'en
déduisent.

Telle est l'arme principale sur laquelle les fron-
deurs de tous les temps ont compté pour anéantir
la médecine interne. Voilà l'objection de PLINE, de

---

(1) *Neque enim si veritas esset inventu facilis, tot, ac tanti viri,
qui illam perquisierunt, unquam in tam repugnantes sententias
devenissent.* GALEN., comm. aphorism. HIPP., lib. 1, 1.

Pétrarque, de Montaigne, de Bacon, de Molière, de
Régnard, de Le Gendre, de J.-J. Rousseau : elle a
été faite sur tous les tons, suivant le caractère et le style
de chacun de ces personnages. Nos adversaires ne se
sont pas contentés d'exposer les raisons d'une manière
simple et didactique ; ils y ont ajouté l'agrément qui
les grave dans les imaginations, afin que, si leurs
objections venaient à être détruites par la philosophie,
il restât dans la mémoire un trait, un proverbe, une
image qui se reproduisît en dépit de la raison et de
la justice.... Aussi, quelle que puisse être notre conviction sur la réalité de la médecine interne, nous
n'oublierons jamais ce vers qui fait la récapitulation
de son acte d'accusation :

Hippocrate *dit oui, mais* Galien *dit non.*

Ceux qui ont lu Montaigne, Molière, Marivaux,
Rousseau, trouvent fort insipides des réfutations syl-
logistiques : on est malheureux de n'avoir pour adversaires que des hommes qui font rire, ou qui nous
lâchent un trait piquant. Tous les arguments s'émous-
sent contre le bouclier d'une bonne épigramme. Il
vaut mieux prendre son parti, rire ou admirer avec
le public, et se taire.

Mais une chose qui, quoique affligeante d'une part,
est avantageuse de l'autre, c'est que la médecine a
des ennemis dans son sein. Si les détractions domes-
tiques sont plus scandaleuses, les défenses peuvent
être plus sérieuses et moins louches. Ces ennemis sont
ordinairement des hommes qui veulent sortir de la

foule, à tort ou à raison. Ils ont une idée qu'ils
veulent faire prédominer. Mais pour réussir, ils trouvent qu'il est trop difficile de donner directement assez
de relief à l'idée inventée ; la saillie devient plus
prompte en creusant et en dégradant le fond sur lequel elle a été dessinée. Ainsi ils médisent de la science
jusqu'à la calomnie, afin de mieux faire ressortir leur
découverte. Ils ne font pas attention qu'ils se nuisent
à eux-mêmes ; et qu'en déprisant la médecine mère,
celles qu'ils veulent lui substituer ne seront pas plus
considérées que l'ancienne.

C'est ainsi que me paraissent avoir agi des novateurs qui ont cherché à bouleverser la médecine
pratique dans ce siècle. Ils ont réussi au moins quelque temps, dans certains lieux, quoique nous ne
nous en soyons guère ressentis dans celui-ci. Un
des coopérateurs les plus actifs de cet œuvre est
M. BOUILLAUD, membre très-distingué de la Faculté
de Paris, et professeur séduisant. Dans le discours
d'ouverture de son cours de clinique interne, en
1835, il a voulu justifier ces efforts au détriment de
la médecine hippocratique. Un mot sur l'esprit de
cet ouvrage qui a été imprimé.

D'après l'exorde, la médecine est une science qui
se fait, et non une science faite. En sa qualité de
professeur de clinique, M. BOUILLAUD se croit obligé
de contribuer à l'acquisition de vérités nouvelles.

Le discours est composé de trois parties. Dans la
première, l'auteur se propose de dire quelle est sa

philosophie médicale ; dans la seconde , quel est l'état
actuel de la médecine ; dans la troisième , quelles
sont les couleurs que lui et les siens arborent au
milieu, dit-il, de ces partis divers qui se disputent
aujourd'hui l'empire de la médecine.

Il doit vous tarder de connaître l'état actuel de
cette *médecine qui se fait.* J'intervertis l'ordre par
impatience. Eh bien ! Messieurs, on en pose les fondements, sans que l'on puisse en montrer le plan.
La médecine , naguère existante , était un vieil édifice qui a été démoli complètement par un grand
réformateur , qui est M. BROUSSAIS. Il n'en reste
plus pierre sur pierre. Cette *révolution* , pour parler
le langage de l'orateur , *est juste, légitime , nécessaire* , et doit faire la gloire éternelle de son auteur
et de la *France médicale.* Mais une révolution , nous
dit-il encore , se compose de deux partis qui sont
premièrement la *période critique* , secondement la
période organique. Or , M. BROUSSAIS s'est arrêté à
la première ; tout est à faire pour la seconde.

Vous penseriez qu'il va supplier le réformateur
d'achever un ouvrage si bien commencé ; point du
tout : voici son vœu. « Qu'un autre BROUSSAIS sur-
» gisse au milieu de vous, Messieurs, et la réforme
» de 1816 aura reçu son complément. »

Vous croyez pouvoir espérer de jouir tranquillement d'une médecine vraie et durable, quand l'or-
ganisateur désiré , individuel ou collectif, aura terminé la réforme. Détrompez-vous : ce n'est encore

alors que du provisoire.... *Et plus tard à une autre*
(réforme) ! dit M. BOUILLAUD ; *car telle est la loi du*
progrès scientifique.

Comme l'orateur est une partie très-active du mouvement réformateur , il est tout naturel de savoir
promptement en quoi consiste *sa philosophie.* La voici :
la médecine fait bien réellement partie des sciences
physiques. Elle suppose la connaissance préalable de
l'anatomie et de la physiologie normale , lesquelles
supposaient préalablement les sciences mécaniques ,
physiques et chimiques. Vous prévoyez donc , dans
la médecine interne future , une philosophie en cela
différente de celle d'HIPPOCRATE : celui-ci croyait
que la physiologie , c'est-à-dire la science de la nature de l'homme , provenait seulement de la médecine , et que la médecine , en tant qu'elle se rapporte à la connaissance de la vie humaine , a une
existence indépendante des sciences physiques. Il n'a-
vait certainement garde de négliger l'étude du *mé-*
canisme , qui est la partie matérielle et visible du
système. Il nous fait voir ses intentions , et par ce
qu'il avait appris en anatomie , et par les erreurs
où il est tombé : car on ne se trompe en physique que
lorsqu'on s'était appliqué à l'apprendre. Mais, suivant
lui, ces recherches préparatoires, aussi indispensables
à la médecine que la géographie l'est à l'histoire ,
ne sont pas la source de la science des causes actives , pas plus que la description topique et physique du globe terrestre ne fournit la raison suffisante

des événements humanitaires et politiques qui se sont passés sur cette planète. Voilà donc un renversement et une interversion dans la filiation de ces sciences.

En nous disant que la médecine future dérivera de la physique, nous devions penser que l'étude de la première ne serait que l'art de la déduire de la seconde, d'en faire l'extraction, l'énucléation. Mais il n'en est rien ; de l'aveu de l'auteur, il faut une méthode particulière pour la former, comme si les sciences physiques nous étaient étrangères. Cette méthode est la *méthode expérimentale*, accompagnée de l'*analyse* et de la *synthèse ;* méthode pareille à celle qui a engendré, il y a vingt-deux siècles, cette vieille médecine que l'on vient d'abattre, et qu'*il était légitime, juste et nécessaire* de ruiner. Pouvons-nous espérer d'avoir à l'avenir, par la même méthode, avec le même sujet, une science supérieure à l'ancienne ?

Venons à la profession de foi médicale de M. BOUILLAUD. Il déclare adhérer à la réforme médicale de M. BROUSSAIS ; non-seulement il la justifie et en fait le panégyrique, mais encore il adopte « *la non-existence* » *des fièvres essentielles* continues, et *la nature in-* » *flammatoire de plusieurs lésions* organiques, qui, jus- » que-là, avaient été généralement considérées comme » ayant une nature ou une origine différente. » Vous voyez qu'il n'avait pas tort de souhaiter un réformateur capable d'organiser la médecine future, puisqu'il n'y avait pour cette nouvelle construction que

deux fondements qui auraient encore tant besoin de
pilotis.

Que pouvez-vous penser de la médecine, quand celui
qui en parle ainsi est un professeur de clinique d'une
grande Faculté, un homme dignement considéré? Si
j'étais au moment d'en entreprendre l'étude, j'y re-
noncerais sur-le-champ. Une institution qui a duré
plus de deux mille ans, que tant d'hommes illustres
ont étudiée, augmentée, renforcée, ornée, non par
l'autorité ou par des moyens artificiels, mais par des
faits journaliers, et par cette même méthode philosophique que l'on veut employer pour celle qui doit
remplacer la première; cette institution est renversée
d'un coup de main, avant qu'on en ait pu mettre une
autre à sa place : et l'on voudrait que je consentisse
à en étudier les principes !..... Que dire de cette nouvelle médecine que l'on me montre en perspective,
qui ne sera que provisoire, puisqu'elle doit tomber
en faveur de la suivante, et que je ne puis point étudier encore, puisqu'elle n'existe pas? L'on voudrait
que je demeurasse dans l'expectative d'un bien aussi
incertain? Non, cet assemblage d'idées si fragile n'est
point une science : c'est un mirage qu'une illusion a entretenu dans quelques esprits, mais qui doit s'évanouir
quand on sera plus près du lieu où il s'était formé.

J'ai de fortes raisons pour voir la médecine autrement que les novateurs ne nous la présentent. Si je
continue de pratiquer, d'enseigner la médecine de deux
mille deux cents ans de date, d'en conseiller l'étude,

de professer qu'elle est la seule qui mérite ce nom , je me crois obligé de vous en dire les motifs, afin de balancer en vous les préventions que de pareils discours doivent y produire. Il est difficile de défendre sérieusement la science des accusations plus satyriques que raisonnées dirigées contre elle par des gens qui y sont étrangers : mais c'est une bonne fortune que d'avoir occasion de parler de sa constitution, de ses principes, de ses règles, de sa philosophie enfin, avec des confrères qui ont dù l'étudier, et qui pourront comprendre notre apologie.

Ce n'est pas pour la première fois qu'on songe à rendre ce service à la médecine : plusieurs hommes recommandables ont formé le projet de faire voir que , malgré la diversité des formes et la différence d'un assez grand nombre d'opinions, la science était identique à toutes les époques. Tous ont eu des succès dans leur temps ; mais comme les réfutations étaient spécialement accommodées aux reproches actuels, elles n'ont plus eu le même intérêt quand les tentatives hostiles ont changé de système. Qui se soucie aujourd'hui d'une foule de prétentions antimédicales ou malveillantes qui ont eu de la vogue , et que quelques années suivantes ont emportées ?

Pierre d'Apono ou d'Abano, célèbre médecin italien du 13ᵉ siècle, paraît avoir eu l'intention de faire voir la pérennité de la médecine , en cherchant à accommoder les controverses qui s'étaient élevées entre les médecins et les philosophes. Son ouvrage , qui a pour

titre *Consiliator* (1), produisit une grande sensation,
non-seulement quand il fut publié par le moyen de
l'impression, mais encore durant le siècle suivant.
Quoiqu'il contienne un bon nombre de dissertations,
ou, comme l'auteur les appelle, de *differentiæ* d'un
grand intérêt et très-bien pensées, il est tombé dans
l'oubli. Les raisons les plus probables sont vraisemblablement les suivantes : d'abord le travail est trop
long pour devenir vulgaire. Ensuite, que de controverses sans utilité et sans agrément ! comme celles-
ci : *si la nuque est plus froide que le cerveau. Si les
veines naissent du foie ou si c'est du cœur. S'il faut
dormir sur le côté droit ou sur le côté gauche.* Enfin,
l'auteur a éprouvé ce qu'ont éprouvé tous les concilia-
teurs : lorsqu'il cherchait à arranger les contendants,
ces derniers se sont aperçus qu'il voulait être arbitre ;
et comme un pareil rôle, quand il est officieux, est
soupçonné de partialité et d'usurpation, les parties
ont décliné sa juridiction.

Dans le 16ᵉ siècle a paru un livre de ce genre,
qui, si j'en juge d'après le nombre des éditions, a
dû être lu avec avidité ; je veux parler de l'ouvrage de
Jean BACCHANELLI, médecin de Reggio, dans le Modé-
nois ; ouvrage qui a pour titre *De consensu medicorum
in curandis morbis.* Il est moins étendu et néanmoins
savant. Mais il est presque simplement historique. Le

---

(1) *Consiliator controversiarum quæ inter philosophos et medicos
versantur.* Venetiis, 1548.

lecteur praticien voudrait que les règles fussent motivées. Aujourd'hui plus que jamais l'autorité même unanime des maîtres est insuffisante pour nous déterminer, si elle n'est pas accompagnée du texte de la loi.

Je ne dis rien de ce qu'ont écrit dans le même sens Jean GUINTIER, d'Andernac (1), et Thomas ÉRASTE (2), à l'occasion de leurs réfutations de PARACELSE. La critique, l'apologie et l'acte conservatoire sont tombés dans l'oubli avec les visions et les diatribes de ce sectaire.

Vers le milieu du dernier siècle, deux médecins anglais, d'un grand mérite, traitèrent cette matière avec succès. Le premier était Fr. CLIFTON, qui fit en anglais un livre intitulé *État de la médecine ancienne et moderne, avec un plan pour perfectionner celle-ci* (3). Ce petit écrit fut lu avec intérêt par le public. Mais l'ouvrage le plus connu de cette époque, sur le même sujet, ce fut celui du docteur BARKER. Il a pour titre *Essai sur la conformité de la médecine ancienne et moderne dans le traitement des maladies aiguës* (4). Il est certainement digne de sa réputation, et les vrais praticiens lui ont rendu justice. Mais, comme le titre vous l'annonce, il est trop circonscrit

---

(1) *De veteri et nova medicina tum cognoscenda tum faciunda.*

(2) *Disputationes contra novam medicinam* PARACELSI.

(3) Cet ouvrage fut traduit en français par l'Abbé DESFONTAINES. Paris, 1742, in-12.

(4) 1747. Traduit de l'anglais, par SCHOMBERG, en 1749, et commenté par LERRY. Paris, 1768.

par rapport à nos besoins, puisqu'il n'examine qu'un point de pratique médicale. Ce point est ce précepte doctrinal d'HIPPOCRATE : que la force vitale conserve le système et guérit les maladies; que le médecin est habituellement le ministre ou le directeur de cette force, et rarement le contradicteur. C'est un panégyrique des méthodes thérapeutiques naturelles. Ce n'est pas tout, cette règle n'est pas examinée dans tous les temps et dans tous les lieux où elle pourrait être reconnue; l'auteur s'est contenté de la trouver chez deux modernes qui ont joui de la réputation la plus étendue sous le rapport de la pratique, c'est-à-dire chez SYDENHAM et chez BOERHAAVE. C'est sans doute un très-bon article qui doit entrer dans la *preuve* de la pérennité des principes fondamentaux de la médecine, mais il ne peut pas la constituer toute.

Il serait à souhaiter que la question de la perpétuité de la médecine fût reprise, et que l'auteur pût la traiter d'une manière plus profitable. On ne peut pas me soupçonner d'avoir ce projet. Je me borne à défendre notre terrain des dévastations des novateurs; et comme leur attaque est d'une forme moderne, il faut que la défense soit de la même époque.

Ce que je dois vous dire pourra sentir la polémique. Je ferai tout ce qu'il faut pour ne pas m'y engager. Le ton de mon collègue est quelquefois guerrier. En parlant des médecins *éclectiques* qui tiennent plus aux vieilles idées qu'aux nouvelles, il triomphe d'eux de manière à me faire croire qu'ils ont été bien mal

traités. « Ces médecins, dit-il, ne valent guère la
» peine qu'on en parle aujourd'hui. Foudroyés par
» le feu croisé de la méthode expérimentale et de la
» méthode logique combinées, ils cèdent sur tous les
» points, leurs lignes sont enfoncées, et leurs rangs
» dispersés de toutes parts. » Sans savoir trop ce que
c'est que d'être éclectique, je crains bien d'être compris
dans cette proscription. Je le confesse, j'ai eu souvent
et j'aurai encore l'indiscrétion de dire que les vérités
anciennes, négligées par les novateurs, sont préférables
à leurs inventions théoriques ; que leur principale
découverte, pour parler leur langage, savoir que *toute*
fièvre est symptomatique d'une inflammation ou irrita-
tion locale, est une hypothèse invraisemblable, impossible à démontrer ou à convertir en une vérité
prouvée. Cette artillerie m'importune : naturellement
fort pacifique, peut-être même un peu poltron, je
ne veux pas guerroyer. Dans des déconfitures de ce
genre, un homme horriblement meurtri, soit collectivement, soit individuellement, a toujours la ressource de porter sa main au visage, et de dire en riant
comme un grand empereur (1) dont les statues avaient
été mutilées par des séditieux : *je n'y sens aucun mal.*

Ne pensez donc pas que je veuille vous jeter dans
la mêlée. Je désirerais pouvoir me trouver avec vous,
loin du tumulte, cependant à portée de contempler

---

(1) CONSTANTIN-LE-GRAND.

ce grand mouvement scientifique ; afin que nous pussions raisonner ensemble, sans passion, tranquillement
et sans effroi, sur les motifs de la guerre qui a éclaté,
sur la disposition de cette bataille, sur ses résultats actuels, sur ses suites probables. Je désirerais que nous
pussions examiner s'il y aurait moyen de prévenir
des commotions pareilles. L'initiative des questions
m'appartiendrait, et chacun de vous présenterait là-
dessus toutes ses idées.

Je vais consacrer les leçons prochaines à développer
ma pensée sur la constance et l'identité des propositions essentielles de la médecine...... Oui, on peut
établir qu'il existe un corps de doctrine médicale, à
la fois pérenne et progressive, qui dure depuis Hippocrate jusqu'à nos jours ; de sorte qu'elle doit être
considérée comme une science toujours la même dans
son essence, quoique diverses circonstances en aient
plusieurs fois obscurci l'esprit ; science dont les principes primitifs ont subi l'épreuve du temps, et dont
les acquisitions s'enrichissent, sans accroître ni dimi-
nuer le nombre de ses dogmes.

La médecine ancienne est une science arrêtée et
non fermée. Elle a ses distributions, ses lois, sa méthode logique : quelque étranges que puissent paraître les faits que l'observation nous présente assez
souvent, ils y trouvent leurs places respectives, des
analogies, des règles générales qui veillent sur leurs
droits et sur leurs devoirs. Elle est comme une ville
ouverte dont le plan est immuable, dont les places,

les rues, les monuments, les quartiers, les ressorts administratifs sont arrêtés d'avance, et dont les populations futures n'exigeront jamais ni bouleversements, ni démolitions, ni un nouveau code. Ne connaît-on pas des langues assez régulières, assez philosophiques pour qu'elles puissent recevoir les idées les plus neuves, sans rien ajouter à leur syntaxe, et en mariant les mots avec leurs analogues?

Je sais bien qu'une science d'un accès aussi facile peut recevoir bien des assertions hasardées, et que l'ensemble des idées doit être sujet à l'alliage. Mais le mal n'est pas grand. Quoiqu'il n'y ait pas de barrières, la police surveille les nouveaux venus, et avant qu'ils aient pu nuire, ils ont été appréciés ou pressentis.

Mon travail sera divisé en cinq parties.

1° Dans la première, je me proposerai cette question : les novateurs ont-ils bien connu les idées essentielles, fondamentales, constitutives de la médecine interne qu'ils ont eu l'intention de renverser? Je me contenterai de développer ce problème, et je vous prierai de vouloir le résoudre vous-mêmes.

2° La seconde aura pour objet de vous faire voir que dans la médecine, comme dans les sciences physiques, les propositions constitutives doivent être distinguées en deux classes ; dont l'une renferme des propositions constantes, inattaquables, impérissables ; dont l'autre renferme celles qui sont conjecturales, caduques. Je chercherai la source du

mélange de ces propositions, et j'espère pouvoir établir qu'il est toujours possible de faire le départ de
ces idées dans les systèmes de médecine de tous les
temps.

3° Dans la troisième, j'essaierai de vous présenter
quelques exemples des propositions doctrinales qui
ont été admises de bonne heure dans la médecine,
et que les vrais praticiens n'ont jamais exclues nomi-
nativement; je tâcherai de vous faire voir qu'elles
sont le fondement de la seule médecine pratique que
la philosophie avoue, la seule que nous puissions
concevoir, d'après l'état actuel de nos connaissances.

4° Dans la quatrième partie, j'examinerai s'il y aurait
moyen de rendre plus rares ces prétendues réformes
scandaleuses, qui jettent la plus grande défaveur sur
la science et sur ceux qui la cultivent.

5° Enfin, dans la cinquième, je crois voir une con-
firmation des moyens proposés, dans l'esprit et dans
l'enseignement d'une École à laquelle j'ai le bonheur
d'appartenir.

Quand j'aurai exposé mes réflexions sur ces cinq
articles, je les soumettrai à vos méditations, en vous
laissant toute l'impartialité de vos jugements.

M. BOUILLAUD termine ainsi le discours dont j'ai
cherché à vous donner une idée : « Quant à vous,
» Messieurs, qui nous connaissez déjà et qui partagez
» nos convictions, nous vous convions à de nouvelles
» luttes scientifiques. Ne craignez point de vous cons-
» tituer les défenseurs de la sainte cause de la vérité.

» Rallions-nous plus étroitement que jamais autour
» des étendards que nous avons plantés dans le sentier
» du progrès; et si nous succombons dans nos efforts
» pour le triomphe des saines doctrines, que ce ne
» soit pas du moins sans avoir fait bonne contenance,
» et partant sans avoir acquis un peu de gloire. »

Je ne vous tiendrai jamais un pareil langage, non-
seulement parce que je ne veux ni vous ranger en
bataille, ni vous mener aux Thermopyles, et que je
suis sans talent pour l'éloquence militaire, mais encore parce que, dans vos déterminations scientifiques,
je ne veux pas qu'il y ait le moindre entraînement.
Quand je suis avec vous, je crois être au Lycée ou
à l'Académie d'Athènes, assis dans un exèdre où
chacun présente ses idées avec autant de clarté qu'il
le peut, et s'adresse aux intelligences, et jamais aux
imaginations ni aux cœurs. S'il m'arrive de suspendre
un instant la simple discussion, et de vous faire
quelque courte allocution, je suis persuadé que tout
se réduira à ces paroles :

MESSIEURS,

Quand je vous fais assister à la conception de mes
pensées sur la science que nous étudions, ce n'est
point pour vous les imposer, mais bien pour que
vous en examiniez la génération et la filiation, et
pour que vous en déclariez la légitimité ou l'adul-
tération, avec liberté et en votre âme et conscience.

Je ne veux point vous séduire. Je ne vous flatterai
point ; je ne chercherai point à connaître vos préventions favorites, pour vous faire entrer avec moi
en échange de condescendance : je ne prétends point
assumer sur moi votre responsabilité ; c'en est assez
de la mienne. Si vous arrivez à penser comme moi,
il faut que le blâme ou l'éloge puisse s'étendre sur
vous.

Loin de rechercher les sympathies mentales, je les
redoute. Les indifférents, et même ceux qui auraient
quelques répugnances, sans projet formel d'opposition
systématique, sont ceux que je devrais préférer. Ceux
qui, par un attachement obséquieux, s'empresseraient
d'adopter mes sentiments, sans examen et sans critique, seraient les ennemis de vos succès, et par
conséquent de mon repos. MASSILLON ne recherchait
pas ses admirateurs ; quand ils le louaient en sa
présence, il les repoussait ainsi : *ce que vous me
dites, le diable me l'a dit souvent. Laissez parler mes
ennemis : ils seront plus vrais, et ils me seront plus
utiles.*

Cependant, Messieurs, le désintéressement dont
je fais ici la déclaration la plus formelle, ne va pas
jusqu'à me départir d'un bien que je cultive depuis
long-temps, et qui est indispensable à mon existence :
je veux parler de ce sentiment de reconnaissance que
vous et vos prédécesseurs de nombreuses générations
m'avez accordé, en retour de mes longs travaux pour
vous et de mon constant dévouement. Mais cette

réserve est sans préjudice de notre indépendance mutuelle dans l'ordre scientifique. Je vous demande avec instance de séparer ce sentiment d'avec la liberté logique, qui est l'âme de la recherche des vérités ; comme je sépare moi-même l'estime et la considération que j'ai pour la personne de divers novateurs, d'avec le sentiment de justice rigoureuse qui m'éloigne de leurs opinions.

PREMIÈRE PARTIE.

DEUXIÈME LEÇON.

SOMMAIRE.

Les novateurs ont-ils bien connu les idées essentielles, fondamentales, constitutives de la médecine interne qu'ils ont eu l'intention de renverser ?

Il paraît que non ; car , 1° ils ont condamné et ils n'ont pas réfuté ; 2° ils n'ont considéré l'homme que sous les deux premiers des quatre points de vue indispensables pour l'étude complète de toute science ; 3° s'ils avaient fait le parallèle de leur doctrine avec celle d'HIPPOCRATE, ils n'auraient pas hésité à reconnaître la supériorité de celle-ci ; 4° ils font lentement une restauration sans s'en douter.

Les novateurs n'ont vu , dans la médecine hippocratique , qu'un *mélange confus où il est extrêmement difficile d'en découvrir tous les éléments , et d'assigner la part que chacun d'eux peut avoir dans la théorie et dans la pratique de notre art* (1). En conséquence, ils ont pensé que le parti le plus convenable était de supposer qu'*ils ne savaient rien en médecine , qu'ils*

---

(1) M. BROUSSAIS, Examen des doctrines médicales, introduct., pag. 1.

n'avaient jamais entendu parler d'aucune théorie (1).
Puisque le chef s'est imposé l'obligation de tout oublier, on doit penser que les sectateurs se sont dispensés de rien apprendre sur ce *mélange confus.*

Il faut convenir que le corps complet de cette médecine est, en quelque sorte, un minérai composé
d'un grand nombre de matières hétérogènes, de va-
leurs très-différentes ; mais il me semble qu'ils n'ont
pas su ou voulu y reconnaître le métal précieux com-
biné avec les substances de peu de prix qui le minéralisent, ni avec les impuretés qui l'obscurcissent.
Ainsi ils ont rejeté toute la masse, au lieu de la bo-
carder et de la mettre à la coupelle.

Une réflexion me vient à la pensée, et, dût-elle
être une digression, je ne puis pas la taire.

Après la déclaration que font les novateurs d'avoir
oublié ou regardé comme non-avenu tout ce qui constituait l'ensemble de la médecine antérieure, l'orateur dont je parlais dans la première séance, dit que
lui et les siens sont dans le *sentier du progrès.* Mais
comment savent-ils qu'ils avancent lorsqu'ils ne savent pas où ils sont ? Oui, l'on peut croire au progrès de l'esprit humain. Chaque siècle peut étendre
son horizon, et contempler ce que les siècles passés
ne pouvaient pas apercevoir ; mais c'est à condition
que chacun montera sur les épaules du précédent.

_____

(1) M. BROUSSAIS, Examen des doctrines médicales, introduct.;
pag. 2.

Celui qui ne veut pas grimper embrassera moins d'objets que ses devanciers et marchera au niveau du premier. Prétendre voir plus et mieux en vingt ans qu'on n'avait vu dans deux mille ans, en dédaignant le secours de la superposition, c'est se persuader que l'on est géant. Or, je ne crois pas à la *race* des géants ; je n'y crois pas plus dans l'ordre intellectuel et moral que dans l'ordre naturel. Proclamer que l'on est dans le progrès, dans l'avancement, lorsque non-seulement on n'a pas voulu profiter des secours des prédécesseurs, mais encore lorsqu'on n'a pas voulu faire une comparaison : c'est une outrecuidance qui *n'impose qu'à des gens qui ne sont point d'ici*, qu'à ceux qui n'ont pas une idée de la nature de notre science. Les *progrès !* crie-t-on ; voulez-vous arrêter *les progrès ?*..... Non, je les aime, je les recherche comme l'or, pour m'en servir. Mais comme il y a dans le monde beaucoup de faux-monnayeurs, je pèse et j'essaie chaque pièce avant de l'accepter.

Revenons à notre matière.

Avant de jeter au rebut cette médecine interne et d'en proposer une autre à la place ; avant d'autoriser ainsi l'accusation qu'on lui fait d'être trop versatile pour qu'on puisse l'inscrire au rang des sciences, il était indispensable d'en censurer chaque proposition fondamentale, et d'accompagner la sentence d'un considérant assez explicite. Comme le manifeste fait contre elle n'est pas accompagné de ces précautions, je soupçonne que les accusateurs ne connaissent pas bien leur ennemie. Je vais vous exposer mes motifs.

I. Premier motif. *Les novateurs n'ont pas été, dans leur proscription, aussi justes qu'on le doit dans la réfutation d'une doctrine.*

La première condition nécessaire pour réfuter une doctrine, c'est de la connaître dans toute son étendue et dans toute sa profondeur. Il faut faire ce que GALIEN prétend avoir fait quand il a voulu combattre les doctrines médicales de son temps. « J'ai, dit-il, at- » tentivement étudié chacun de ces systèmes. J'en ai » approfondi tous les principes, j'en ai connu de près » les auteurs ou les propagateurs. Je les ai suivis dans » leurs théories et dans leur pratique. J'ai voulu con- » naître la méthode d'invention, c'est-à-dire, la suite » et la succession des idées qui ont amené ce résultat. » J'ai entendu les inventeurs, les apôtres et les disci- » ples dans leurs controverses. Je ne les ai quittés que » lorsqu'ils n'avaient plus rien à m'apprendre. J'étais » si pénétré de la doctrine, que je pouvais donner » de nouvelles preuves à ses défenseurs, et leur four- » nir de nouvelles armes contre moi (1). »

On ne peut pas exiger à présent que l'antagoniste recherche son adversaire pour mieux connaître l'esprit de ses productions. Le territoire scientifique est aujourd'hui trop vaste, et les citoyens de cette répu-

_____

(1) *V. de libris propr. de sect. et passim.*

blique trop nombreux, pour que les deux contendants
soient tenus de se mesurer tête à tête. Mais rien ne
peut dispenser un critique de posséder complètement
les pensées d'un auteur, dans la matière qu'il examine. Or, les novateurs n'ont pas été si consciencieux. Leurs jugements ou sont sans motifs, ou ne
touchent point au cœur de la doctrine incriminée.
Je ne dirai rien d'un grand nombre de systèmes que
l'on a condamnés dans ce siècle, parce qu'il m'importe peu de savoir comment on rejette des opinions
que je n'ai jamais adoptées ; mais je ne puis pas être
indifférent pour le jugement que l'on a porté de la
doctrine hippocratique progressive que cette École
enseigne : je me charge de faire voir, quand on
le voudra, que les antagonistes, loin de se piquer de
la justice dont GALIEN se piquait, ne connaissent
de notre doctrine ni l'esprit, ni la lettre. Nos adversaires ne nous ont jamais rendu le service humiliant,
mais profitable, d'une critique éclairée ; et nous n'a-
vons jamais eu l'occasion d'acquérir la vertu intéressée dont LE TASSE se félicitait, d'*aimer ses ennemis
pour l'utilité qu'il en tirait* (1).

II. Le second motif de mon soupçon, est que *les
novateurs ne paraissent pas connaître les divers points
de vue successifs sous lesquels il fallait considérer les
faits médicaux pour construire la science, et qu'ils ont*

_____

(1) Je n'excepte certainement pas le chapitre XI de *l'examen des
doctrines médicales*, chapitre qui a pour titre : *Doctrine de* BARTHEZ.

méconnu la médecine existante, parce qu'elle s'est pré-
sentée à eux sous un point de vue qui leur était étranger.

Pour que vous puissiez bien entendre ma pensée,
je vais rappeler quelques règles de la philosophie des
sciences qui ne vous sont peut-être pas bien familières. Quand on étudie une chose de manière à en
faire l'objet d'une science complète, il faut l'examiner
successivement sous des points de vue différents et
suivant un ordre déterminé, sous peine d'en avoir
une connaissance imparfaite et fautive. Dans la première opération, on applique les sens à la chose, de
manière à saisir tous les faits qu'elle présente dans
un temps donné. Dans la seconde, l'intelligence tire
de ces faits la première connaissance mentale qu'elle a
pu en déduire. Dans la troisième, on considère de
nouveau la chose dans tous les instants où elle a pu
exister, dans toutes les circonstances où elle a pu se
trouver, dans tous les rapports actifs ou passifs qu'elle
a pu avoir avec les autres choses du monde entier;
et en combinant ces nouveaux faits avec ceux que les
deux premières opérations nous avaient appris, on
classe toutes ces connaissances, et on les rédige en
lois générales de la chose étudiée. Dans la quatrième
opération mentale, les lois générales de la chose sont
étudiées entre elles, et sont rapprochées avec les lois
générales des autres choses du monde pour en apercevoir les rapports, et pour déduire de cette comparaison la plus haute connaissance que l'on puisse
avoir de sa nature.

Afin de se bien pénétrer de ces quatre points de vue, il faut les reproduire par un exemple. Supposons que nous voulons étudier l'homme aussi complétement que nous le pourrons, et plus particulièrement sous le rapport du soulagement de ses maladies, c'est-à-dire pour posséder la médecine. 1° Notre première opération sera de mettre l'homme sous nos sens, d'en considérer toutes les parties, et de voir, dans chaque point examiné, tous les phénomènes qui s'y passent sous une condition donnée. Cette première étude doit nous donner l'anatomie humaine, l'histoire naturelle de l'homme, sa physiologie expérimentale et superficielle, et ces notions légères de chirurgie telles que celles que possèdent les infirmiers et les garde-malades, notions qui sont des faits isolés, dépourvus de toute idée générale, qui sont accompagnées d'un empirisme grossier borné à la répétition des moyens employés dans des cas identiques.

Si nous nous bornions à cette étude, nous n'aurions dans notre esprit que le souvenir de faits historiques. La raison n'y serait pour rien, et partant la science ne commencerait pas.

2° Passons à la seconde opération. Si l'entendement est assez développé par un progrès naturel ou par la culture, ces faits germeront. L'anatomie et les connaissances expérimentales des mouvements les plus évidents des muscles, aidées par le raisonnement, suffiront pour nous donner une idée juste et assez étendue de la mécanique animale. Toute la physiologie élémentaire des organes, qui fait la presque totalité des traités scolastiques, sera très-bien à notre portée. Toute la partie mécanique de la chirurgie, la théorie des altérations anatomiques des parties, l'art de les corriger mécaniquement, découleront naturellement de ces notions. Comme je suppose que, dans la première étude, nous aurons vu quelles sont les réactions vitales ordinaires par lesquelles une partie vivante répond à une impression malfaisante, il ne nous en faudra pas davantage pour en déduire une chirurgie vitale rationnelle, pourvu que les mêmes faits se soient assez reproduits pour que nous ayons une idée des variations de ce phénomène.

On voit donc que cette seconde étude peut nous donner des connaissances fort importantes, puisqu'elles servent de base à une pratique utile. Quand même un homme n'irait pas plus loin, il pourrait avoir des droits à une grande considération sous le rapport de son intelligence, et à beaucoup de reconnaissance à cause des services qu'il serait en état de rendre à l'humanité. Mais ce ne sont pas là les limites de notre pouvoir. Jusque-là l'homme a été morcelé. Nous l'avons connu dans les membres dont il est construit. Mais ni la notion de ces parties isolées, ni celle de leur agencement, ne sont pas les seules qu'il nous importe d'acquérir. Il nous est aussi facile qu'obligatoire de nous placer au troisième point de vue.

3° Dans la troisième opération, nous considérerons l'homme non-seulement dans les parties dont il est

composé, mais surtout dans l'ensemble ; nous l'étudie‑
rons ainsi à tous les instants de sa durée, depuis sa
formation jusques après sa mort, dans tous les lieux
du monde où il peut vivre, dans les milieux variés
qui peuvent exercer une influence sur lui, dans les
divers degrés de civilisation où il se trouve ; nous
voudrons connaître l'action que peuvent produire sur
lui les saisons, les météores, les changements célestes,
les révolutions cycliques. En examinant les fonctions
et tous les phénomènes vitaux qui se passent en lui
dans le cours entier de son existence, il faut réunir
avec soin toutes les maladies qu'il a éprouvées. Cette
étude ne se borne pas à contempler les cas de ma‑
ladie que l'on a pu observer soi‑même : il est in‑
dispensable de posséder les cas rares de tous les temps,
de tous les lieux, avec la note des degrés de crédi‑
bilité que chacun peut avoir. L'apparition de chaque
fonction, de chaque phénomène, de chaque change‑
ment, de chaque maladie, et les variations qui peu‑
vent avoir lieu dans leur cours, seront accompagnées
de tous les changements qui se seront passés avant
ou durant les circonstances environnantes, afin de
pouvoir apprécier la part qu'elles ont pu avoir à la
formation de ces phénomènes.

Quand nous nous serons remplis de ces faits, nous
les disposerons suivant des classes naturelles. Nous les
réduirons autant qu'il sera possible, pour que les
classes soient peu nombreuses, sans rien exclure ni
négliger d'essentiel. Ces faits, mis en ordre et com‑

binés avec ceux qui auront été recueillis dans les deux premières opérations , nous fourniront le moyen de nous élever à l'érection *des lois* de l'être humain. Nous pourrons tirer de ces faits la multiplicité des causes expérimentales d'où ils procèdent. La distinction des causes nous fournira la classification des phénomènes. De là découleront immédiatement les facultés et les affections dont elles sont douées ou susceptibles. Il nous sera donc aisé de rédiger en aphorismes les effets que les parties du monde extérieur peuvent amener dans le système vivant, soit en santé , soit en état de maladie ; de distinguer les diverses maladies es-sentiellement différentes , de les disposer suivant des analogies ou des incohérences naturelles , etc.

Les résultats de cette *législation* doctrinale doivent être , premièrement une physiologie d'un ordre plus élevé ; secondement la médecine pratique *interne* , et l'hygiène.

Le troisième point de vue nous a fourni les lois , plus les causes expérimentales d'où elles proviennent. Mais dans cette considération, les lois et leurs sources respectives sont isolées , décousues. Elles ne suffisent pas pour justifier l'art. Il y a sans doute force praticiens estimables qui ne se sont pas élevés plus haut ; mais on peut dire que leur pratique est plus empirique qu'elle ne devait être , ce qui est un vrai reproche. Que peut donc faire l'esprit lorsqu'il a formulé les lois ?

4° Le quatrième point de vue va nous l'apprendre.

Les lois étudiées dans le système humain ne sont pas ici réunies par hasard : elles sont liées par des causes d'où elles découlent toutes naturellement. La recherche intellectuelle de ces causes nous élève à la considération des forces, et la considération des forces nous amène au signalement des substances dont ces forces sont les attributs.

C'est par ces recherches, jointes à une analogie légitime, que l'esprit s'élève à la notion d'une unité non sentie, dont la première idée nous est fournie par notre sens intime, et dont l'intelligence nous donne la certitude. Ces opérations mentales nous conduisent ainsi à une vérité abstraite, qui vaut incomparablement mieux que la composition fictive de notre être, faite de toutes pièces par l'imagination.

Ce quatrième point de vue a donc au moins trois objets :

1° Le premier est de spécifier les forces actives qui animent le système humain, de les distinguer soigneusement entre elles, d'en indiquer les limites respectives, d'en formuler les expressions. Les connaisseurs savent ce que la science doit sur cette partie à HIPPOCRATE, à l'École de Montpellier, et particulièrement à BARTHEZ.

2° Le second est de comparer ces forces entre elles pour bien connaître leurs rapports mutuels. Cette partie de la science de l'homme est ce que l'on nomme *Doctrine de l'alliance des deux forces*, à l'imitation de BACON. Elle me paraît une partie intégrante de la mé-

decine pratique ; je désirerais que les médecins la cul-
tivassent avec soin. La haute physiologie usuelle est
très-incomplète si cet article y manque, ou s'il est
défectueux.

3° Le troisième objet est de comparer les forces
de l'espèce humaine avec les autres forces de l'univers, pour nous mettre en état d'assigner la place
qui appartient à l'homme ; pour examiner jusqu'à
quel point le système humain est lié aux diverses
parties de la création ; pour pouvoir répondre par
des *propositions inductives* aux questions que la morale nous fera touchant les causes premières, et touchant la *psychologie rationnelle* : objets importants
par les conséquences, devenus vains ou ridicules
quand les philosophes les ont établis *à priori*, mais
qui sont dignes de toute notre application quand ils
se composent de la réunion de toutes les preuves et
probabilités inductives de chaque science. De grands
médecins n'ont pas craint de s'élever à des recherches aussi abstruses. GALIEN, FERNEL, CÉSALPIN,
FRACASTOR, NIEUWENTYT, VALLÉSIUS, sont les premiers noms qui se présentent à ma mémoire, mais la
liste complète serait très-longue. Cependant, quand
on arrive à ce point, l'horizon est si étendu, qu'il
nous est dangereux d'y rester long-temps. Ce qui se
présente à nous est capable de nous absorber indéfiniment, et de nous faire oublier des devoirs plus
pressants, plus relatifs à notre destination présente.

Tels sont les degrés qu'il faut monter successivement pour nous mettre en état de connaître l'homme, et d'élever cette connaissance au rang d'une science.

Bacon a indiqué d'une manière assez obscure les marches et les stations qui se présentent à notre esprit, lorsque nous nous proposons de considérer un objet scientifiquement. Il indique au moins trois opérations : 1° celle de l'acquisition des faits ; 2° celle d'une première déduction, qu'il nomme *première vendange ;* et 3° celle d'une nouvelle recherche de faits qui, au moyen des procédés qu'il propose, doivent mieux faire ressortir les vérités cachées (1).

C'étaient des vues pareilles qui m'avaient dirigé quand j'ai disposé les bustes de l'Atrium (2). Je voulais qu'en entrant à droite, le candidat vît la succession des études qu'il avait à faire. L'anatomie, l'histoire naturelle, la psychologie empirique, re-présentées par Vesal, Buffon et Wolf, devaient lui apprendre à faire une ample provision de faits. Les expériences sur les organes vivants, la physiologie élémentaire, les notions fondamentales d'où découle la chirurgie, étaient figurées et rappelées par Haller. Mais comme, dans une École de médecine de ce rang, il n'est pas permis à l'élève de se contenter de la

---

(1) V. le *Novum organum.*

(2) C'est une des salles de la Faculté de médecine de Montpellier qui sont destinées directement à l'enseignement. Cette salle devait, par sa destination, rappeler ce que les anciens Romains nommaient *Atrium* dans les grandes maisons. (V. le *Palais de* Scaurus, par Mazois : Paris. 1822. Chap. V.)

première vendange, BARTHEZ était là pour compléter l'acquisition de la haute physiologie.

M. AMPÈRE, dans sa *Philosophie des sciences*, a mieux saisi et signalé la marche de l'esprit dans cette acquisition. Il en a formulé les règles avec fermeté et précision. Les quatre points de vue que je viens de décrire sont les siens. Pour mieux en conserver le souvenir, il leur donne des noms. Le point de vue où nous acquérons les faits, est appelé *autoptique*; le second, où notre intelligence recueille le premier soupçon des causes cachées de ces faits, est dit *cryptoristique*; le troisième, où nous examinons l'objet dans toutes les circonstances et sous toutes les formes où il peut se trouver, et qui nous fournit l'occasion de formuler *les lois* de la chose examinée, est appelé *troponomique*; enfin, le quatrième, où, par de nouveaux efforts de l'entendement, nous avons pénétré aussi avant qu'il nous a été possible dans la nature de la chose, est appelé *cryptologique*.

Après cette remarque, qui ne peut pas être considérée comme une digression, et qui est un lemme, un éclaircissement indispensable, j'espère que vous m'entendrez. J'ai dit que je soupçonne les novateurs de ne pas connaître toute la profondeur de la science médicale qu'ils veulent *révolutionner*. Il me paraît qu'au lieu de parcourir les quatre stades prescrits pour l'étude de la médecine, qu'au lieu de s'être installés successivement dans les quatre points de vue, ils n'en ont vu que les deux premiers, l'*autoptique* et le *cryptoristique*; qu'ils n'ont acquis que les premiers faits et la première vendange; que les autres connaissances consignées dans les ouvrages de tant de médecins, et qui sont le résultat des deux autres opérations mentales; celles qui ont été obtenues par les points de vue *troponomique* et *cryptologique*; qui consistent dans les lois du système humain entier, et dans les recherches les plus profondes sur la nature de l'homme : que ces connaissances, dis-je, leur sont étrangères. De sorte que, s'ils n'ont aucune considération pour les travaux auxquels nos devanciers s'étaient livrés sous ces deux points de vue, c'est qu'ils n'avaient pas songé à ces deux importantes manières d'envisager leur sujet.

Un pareil soupçon est grave, même odieux, s'il n'est pas accompagné de motifs. Je vais vous présenter les miens; vous jugerez de leur valeur.

1° Vous savez que l'homme par lequel les novateurs jurent, c'est BICHAT. Or, où en était ce spirituel écrivain dans le cours de ses études médicales, lorsqu'il a fait ses livres? Il est évident qu'il en était à la fin du second stade. Il possédait l'anatomie de l'homme, plus la physiologie des organes, telle qu'il a pu l'apprendre par la mécanique animale, et par les expériences faites sur les organes des animaux vivants. Joignons à cela une connaissance étendue de la chirurgie de DESAULT. On ne voit presque jamais chez lui de ces idées générales qui sont si habituelles dans la bouche ou sous la plume des médecins hippocratiques. Quand il a entrepris de composer l'homme seulement avec des tissus munis de ce qu'il appelle des propriétés vitales, il n'a certainement pas eu une idée de la difficulté du projet. S'il avait connu les lois de l'homme, telles qu'on l'étudie dans la troisième opération mentale, il n'aurait jamais formé un pareil dessein.

2° Les novateurs ont fait retentir une proposition interrogative de BICHAT, qui me semble, quand j'y réfléchis, une preuve convaincante de ce que je présente simplement comme un soupçon. *Qu'est une maladie, si l'on n'en connaît pas le siége?* En voilà bien assez pour faire penser que l'auteur et ses admirateurs ne se sont occupés que des maladies chirurgicales. Un médecin peut dire, dans un grand nombre de cas : qu'est-ce que le siége d'une maladie, si l'on ne connaît pas l'*affection* qui la cause? D'ailleurs n'y a-t-il pas cent affections morbides qu'il faut attaquer directement sans faire attention au siége des symptômes qui la manifestent? Une douleur excessive, dont le caractère exclut l'inflammation, est traitée par les stupéfiants, quel qu'en soit le siége. La syphilis a-t-elle un siége? Vous pouvez avoir des raisons pour penser qu'elle existe, quoique dans ce moment il n'y ait pas un symptôme local; et vous savez bien que vous n'êtes pas en peine de l'atteindre. Le génie périodique a-t-il un siége? Vous importe-t-il d'en imaginer un pour que vous puissiez l'attaquer avec succès? La question de BICHAT me paraît

tout-à-fait semblable à celle-ci : comment peut-on
espérer de corriger les vices d'un enfant, si l'on ne
sait pas quels sont les points du cerveau qui sont les
organes de ces vices, conformément à la doctrine de
GALL ? On est généralement persuadé que FÉNÉLON a
contribué au changement avantageux du caractère de
son élève, quoiqu'il ait ignoré le siège réel ou prétendu du mal ; et il me semble que l'on n'a pas encore renoncé à des moyens moraux d'éducation qui
n'ont aucun rapport avec la supposition d'une maladie
locale.

3° Au reste, quand M. BROUSSAIS a supposé qu'il
ne savait rien en médecine, comment a-t-il procédé
pour s'instruire ? Écoutez-le lui-même. « Il fallait
» pourtant partir de quelques bases pour étudier les
» maladies internes. Eh bien ! ces bases, je les ai
» puisées dans la chirurgie. L'inflammation doit être
» à l'intérieur du corps ce qu'elle est à l'extérieur. »
Ainsi, une inflammation réactive, résultat d'une impression violente extérieure, sera identique avec une
inflammation spontanée provenant d'une affection du
système entier individuel. Il n'est pas surprenant que
le réformateur ne puisse pas comprendre ce qu'HIP-
POCRATE, GALIEN, BAILLOU, TRILLER, et tous les praticiens qui ont étudié l'homme dans son entier, et non
pas simplement dans chacun de ses membres, ont écrit
sur la différence des inflammations provenant d'affections internes variées.

Pensez-vous que la connaissance des faits chirurgicaux ait pu donner aux novateurs une idée de l'histoire et des lois générales des épidémies ? Non ; on ne partait que d'idées apprises d'après le point de vue *cryptoristique*, tandis que les médecins avaient construit leur science d'après le point de vue *troponomique*. Soyez surpris, après cela, que, dans l'*école physiologique*, il n'y ait pas d'autre thérapeutique que celle des chirurgiens (saignées et cataplasmes)! Les moyens que réclament les maladies internes ne peuvent se déduire que du code général des lois de la nature humaine.

BICHAT et son école ont quelque notion d'un phénomène de l'ensemble vital, qu'ils expriment par le mot de *sympathie*. Les sympathies sont des phénomènes d'*unité*, mais elles ne suffisent pas pour constituer cette *individualité* vitale qui est indispensable pour l'intelligence de la nature humaine. Les réformateurs n'ont pas su en distinguer les divers cas ; ils ont tout brouillé ; et loin de convenir de la lucidité que BARTHEZ avait portée dans cette partie de la physiologie, ils l'ont si brutalement censuré, qu'il m'est impossible de reconnaître si leurs reproches proviennent d'une mauvaise intention, ou de ce que les censeurs n'étaient pas assez avancés dans la science (1).

4° Les novateurs, qui se piquent de dialectique, et qui n'ont pas de l'aversion pour la polémique, n'ont jamais attaqué pied à pied les propositions

---

(1) Examen des doctrines méd., 1821, p. 384.

fondamentales de la médecine. Ils ont attaqué des
opinions particulières de quelques systématiques, et
ils ne se sont pas aperçus qu'après ces réfutations,
les idées principales de la science restaient intactes :
de sorte que l'ancienne médecine a pu leur dire ce
que BARTHEZ disait à quelques-uns de ses adversaires qui attaquaient sa doctrine : *vous prétendez
détruire mon château de fond en comble, et toute votre
artillerie n'est dirigée que contre les girouettes.*

5° Les réformateurs prétendent que le pivot sur
lequel roule tout le système des organiciens, son
principe fondamental, c'est que *la médecine doit re-
poser sur l'anatomie et sur la physiologie.* En cela ils
ne diffèrent point des autres dogmatiques. Si vous
mettez à part les empiriques, tous les médecins prétendent fonder la médecine pratique sur la science
de la nature humaine. Mais en quoi les organiciens
diffèrent-ils de nous ? C'est que leur physiologie se
compose des faits et des principes qu'ils ont tirés
de l'homme considéré dans l'état de santé, et des
réactions qu'ils ont observées, soit dans la chirurgie,
soit dans les expériences faites sur les animaux. Ils
n'ont voulu faire leur pathologie et leur thérapeutique que d'après ces connaissances élémentaires. La
théorie des maladies a dû être taillée sur ce patron,
et par conséquent se rapetisser à ces dimensions.
Pour nous, qui faisons la physiologie d'après l'uni-
versalité des faits anthropologiques, qui sommes persuadés, comme HIPPOCRATE, que les vrais dogmes

de la science de l'homme se tirent de toute la médecine, nous avons des principes plus généraux, des lois plus accommodées aux faits. Notre physiologie est la philosophie de tous les phénomènes, observés dans tous les états et dans toutes les conditions où l'homme a pu se trouver. Ainsi nos propositions doctrinales ont été extraites de l'ensemble des cas ; mais chaque cas reçoit au besoin le même tribut qu'il avait d'abord payé, et qui a été enrichi par la combinaison survenue dans la fonte de toutes les vérités particulières pour la réduction en science.

D'après cela, quand les novateurs ont voulu substituer leur physiologie à celle d'HIPPOCRATE, les ont-ils comparées ? Par considération vous supposez qu'ils ont fait le parallèle ; mais pouvez-vous penser qu'ils ont à dessein préféré une physiologie fondée sur les *tissus*, les *propriétés vitales*, et autres hypothèses de la même nature, à une physiologie composée des lois inductives du système humain, et de la distinction des forces actives de ce même système, déduites de ces lois ?

6° Après avoir prononcé l'abolition de l'ancienne médecine, les novateurs, qui sentent la nécessité de construire, mettent parfois en place les mêmes principes qu'ils avaient condamnés en masse. Il faudrait du temps pour développer cette remarque ; je suis forcé de me restreindre, et de présenter seulement quelques exemples.

Le fondateur de la médecine physiologique ne conçoit une maladie que comme une réaction locale, et la

4.

localisation des maladies est un dogme principal de la
secte. Mais le choléra asiatique est venu, et il n'a pas
été possible de trouver primitivement l'organe malade, d'où s'irradiaient les symptômes généraux. L'auteur, pressé par ses faits, mais ne voulant pas abandonner ses idées, a convenu que, dans la production
de cette maladie, il y a un état *morbide général* qui
englobe le *système entier* ; mais que bientôt ce mode
universel se concentre plus fortement dans l'estomac,
l'enflamme, etc. Je n'examine pas si l'estomac s'enflamme réellement ; mais je remarque que, dans le
premier moment de l'invasion, le *système entier est
pris ;* que, par conséquent, la puissance d'où dépend
la sympathie générale est la première affectée ; que
les symptômes qui se montrent dans tel ou tel organe
sont *l'effet et la manifestation* d'une cause inconnue.
Il est donc clair que la cause qui donne au système
son unité, peut être intéressée la première, et montrer ensuite sa manière d'être dans les organes. Or,
cette proposition est aussi ancienne que la médecine ;
mais elle n'a été obtenue qu'en examinant l'homme
sous le troisième point de vue.

M. Bouillaud, dans une leçon de clinique que j'ai
entendue et qui m'a intéressé par la forme autant que
par le fond, a entretenu ses élèves d'un cas de phthisie
pulmonaire et d'un cas de palpitation. J'y ai remarqué trois idées principales : 1° le professeur croit que
cette phthisie est l'effet des tubercules, et que les tubercules sont l'effet d'une inflammation. Mais il s'ar-

rête sur cette inflammation. Il ne la considère pas comme une simple réaction commune, déterminée par une impression irritante, réaction que l'on reproduirait à volonté. Il reconnaît que, pour que cette inflammation productrice des tubercules se forme, il faut qu'il y ait chez l'individu une PRÉDISPOSITION *sui generis*, qu'il ne peut ni décrire ni concevoir, et qu'il désigne par une expression indéterminée. Ce mode vicieux, spécial du système vivant, est un de ces faits reconnus d'après un acte d'abstraction, et rendus suivant les règles du nominalisme. Il est au nombre des lois vitales depuis long-temps enseignées dans cette École.

2° Au sujet de la palpitation, le professeur a reconnu que ce phénomène n'avait pas toujours sa cause dans une altération anatomique qui irrite les fibres du cœur, et que quelquefois il dépend d'une disposition vicieuse des nerfs, dont on ne peut pas se faire une idée d'après l'inspection de ces cordons. C'est bien convenir que les parties vivantes peuvent porter en elles une *propension* à faire spontanément des actes vicieux, sans que cette tendance intermittente puisse se confondre avec ce que les Halllériens appellent l'*irritabilité*, qui est une force de réaction. 3° Parmi les dispositions non anatomiques du cœur peut se trouver le *principe goutteux*. Mais une disposition générale en puissance, qui peut se manifester dans des lieux très-éloignés les uns des autres, sans aucune cause extérieure appréciable, est-elle autre chose qu'une *affection morbide* à laquelle il est impossible d'assigner un siége,

et dont les symptômes locaux ne sont que la manifestation? Ce principe de pathologie interne est très-vieux.
Il avait été englobé dans la proscription générale ; il est
reproduit par les réformateurs eux-mêmes, sans lui
rendre son nom. Ai-je tort dans ma conjecture ?

J'ai désiré, Messieurs, que vous fussiez en état
d'apprécier les révolutions médicales passées et futures
dont vous entendez parler, et qui sont si propres à
vous éloigner d'une science où les novateurs ne vous
montrent ni stabilité, ni vérité, ni certitude, ni espérance d'être utiles. S'ils s'étaient moins pressés de
condamner ce qu'ils ne connaissaient pas suffisamment,
ils auraient épargné à la république médicale ces secousses scientifiques, qui distraient les laborieux, dé-
concertent les nouveaux venus, donnent de l'espoir et
de l'activité aux turbulents, et scandalisent la philosophie et l'humanité. Ils se seraient épargné la peine
et la honte de recomposer lentement ce qu'ils avaient
aveuglément démoli d'un seul coup ; et ils ne vous
auraient pas fait voir en perspective, comme objet de
vos recherches, des opinions jouet du temps, et une
profession ravilie. Car, enfin, reconnaître des dispositions morbides *sui generis*; des affections de l'entier
qui vont se manifester dans quelques organes ; des fièvres intermittentes qui ne sont pas l'effet d'une inflammation de l'estomac : c'est retourner à l'École de Cos
qu'ils avaient saccagée, et la reconstruire, sans s'en
douter, avec les mêmes pierres et d'après le même
plan qui avaient servi à sa première édification.

DEUXIÈME PARTIE.

TROISIÈME LEÇON.

SOMMAIRE.

*Le corps complet de la médecine, comme toutes les sciences natu-
relles, se compose de propositions pérennes, inattaquables, et de
propositions caduques, versatiles, mêlées ensemble ; mais il est
toujours facile d'en faire un départ au moyen des procédés que la
logique nous donne.*
Une malheureuse disposition de l'esprit humain fait que la vérité
pure nous déplaît. Nous ne la recevons ordinairement qu'ornée ;
et l'embellissement est le plus souvent une imposture. Toute
science naturelle pratique présente cinq parties : partie substantielle, partie conjecturale, partie canonique expérimentale,
partie canonique conjecturale, partie technique individuelle. La
première et la troisième sont pérennes, la deuxième et la quatrième sont variables ; quant à la dernière, elle peut être assez
indépendante de la science, pour que celle-ci ne puisse ni s'en
vanter, ni en assumer la responsabilité. Application de cette division à la chimie.

J'ai déjà comparé le corps de la médecine à un
minérai formé d'un métal précieux et de diverses
substances de peu de valeur, ou même de matières
abjectes, nuisibles, qui le minéralisent. On peut en
dire autant de ces collections d'idées que l'on appelle
sciences. Les sciences morales, physiques, naturelles,
sembleraient, par leur titre, être le dépôt des vérités
purgées des faits hasardés et des préjugés populaires ;
mais il n'en est point ainsi : le réel s'y trouve so-

phistiqué avec le fictif. Les propositions doctrinales sont comme les drogues du commerce : on les achète comme on les trouve ; mais quand on veut s'en servir, on sent la nécessité de les purifier par soi-même.

Quand on connaît la faiblesse de l'intelligence humaine, on n'est surpris de rien : il est bien difficile que, dans la récolte des vérités en grand, il ne s'y mêle pas des erreurs, des opinions suspectes. Au figuré comme au propre, quand la moisson est faite, il faut glaner, vanner, cribler : l'esprit n'est pas plus infaillible que la main.

Mais outre l'altération des vérités qui provient de l'infirmité humaine, il en est une autre qui provient de l'artifice. L'expérience nous prouve que la vérité *nue* entre difficilement dans la plupart des esprits. Si elle n'est pas assaisonnée de quelque fiction, on n'en veut pas. L'histoire n'est écoutée qu'au moyen du dénigrement ou de la poésie ; les sciences physiques et physiologiques qu'au moyen des hypothèses, qui sont une sorte de poésie ; les sciences psychologiques ou morales qu'au moyen de l'éloquence, dont les fonctions sont d'obliger l'imagination à circonvenir continuellement l'intelligence et de celui qui transmet et de celui qui reçoit. Vous voyez même que les dogmes religieux ont besoin d'être relevés, chez le peuple, par toutes les ressources de la rhétorique, et, chez les savants, par les arguties de la scolastique.

Puisque l'homme est ainsi fait, il a bien fallu inventer des arts dont l'objet serait de préparer les vérités utiles, d'en masquer l'àpreté ou la fadeur, pour qu'elles fussent acceptées avec autant de plaisir qu'un mensonge. Aussi les parties didactiques des humanités se réduisent à farder les vérités par les séductions du langage (*Hédilogie*), afin qu'au moyen de cette fraude, l'auditeur ou le lecteur reçoive sans peine des idées salutaires qui l'auraient rebuté si elles avaient été pures. L'artiste, quel qu'il soit, quand il réussit, peut dire comme LUCRÈCE ou comme LE TASSE : « N'ai-je pas raison d'imiter ces médecins » habiles, qui, pour engager les jeunes enfants à » boire l'absynthe, dorent d'un miel pur les bords » de la coupe, afin que leurs lèvres, séduites par » cette douceur trompeuse, avalent sans défiance le » noir breuvage, innocent artifice qui rend à leurs » jeunes membres la vigueur de la santé (1). »

Mais les éléments qui composent le mélange ne nous sont pas également utiles : l'un a été pour le plaisir, et l'autre pour le profit. Or, comme, dans la nutrition, le sens vital adopte la matière nutritive ou médicamenteuse, et ne tient aucun compte de l'arome ou du correctif dont elle était accompagnée ; de même, dans l'acquisition d'un système d'idées, l'esprit doit faire une séparation de celles qui ne conviennent qu'à l'imagination, d'avec celles qui peuvent nourrir l'intelligence et la morale.

MONTAIGNE distinguait soigneusement l'homme *très-*

---

(1) *De rerum natura*, liv. 1, p. 76, v. 7.

savant d'avec l'homme *bien savant*. En quoi pouvait
être la différence ? Le *très-savant* est l'homme qui a
conservé en dépôt dans sa mémoire un nombre pro-
digieux d'idées, qu'il a gardées intactes telles qu'il les
avait reçues. Le *bien savant* est celui qui, après avoir
analysé les notions acquises, s'est appliqué à séparer
l'utile d'avec l'agréable, afin de pouvoir se servir à
volonté de l'un et de l'autre, suivant les cas et les
besoins.

S'il faut un art de combiner avantageusement le
vrai et l'illusion, ne vous semble-t-il pas qu'il doit
y en avoir un de décomposer de pareils mixtes, et
de discerner la vérité d'avec l'erreur ? A votre âge,
ces deux arts opposés sont également utiles ; disons
plus, également nécessaires. Sans le premier, vous
n'auriez pas reçu la vérité ; sans le second, vous ne
sauriez pas la mettre en usage.

Dans une science pratique comme est la médecine,
où le praticien est responsable aux yeux de sa conscience, l'art du *départ* doit être appris presque en
même temps que la science arrive dans l'esprit. Il
importe que le vrai et le faux ne soient pas confondus dans l'intelligence du jeune homme. Il faut
que l'ensemble de ces idées soit considéré comme
une sorte d'énigme qu'il faut promptement expliquer.
Or, dans la recherche du mot, comme disait un ancien en montrant un tableau allégorique (1), le cu-

---

(1) Tableau de Cébès de Thèbes, ou l'Image de la vie humaine.

rieux court le risque de ceux qui devaient expliquer l'énigme du sphinx : il y allait de l'existence. Celui qui résolvait le problème, conservait sa vie ; celui qui ne devinait pas, perdait la sienne. Si, dans l'étude de la médecine, on ne parvient pas à distinguer le vrai d'avec l'illusion, c'en est fait de cette vie intellectuelle qui se nourrit uniquement de vérités, chyle extrait d'un chyme fort hétérogène.

Il convient donc que les élèves s'exercent de bonne heure à ces deux arts opposés ; il faut qu'ils puissent recevoir avec reconnaissance les mélanges variés que les auteurs leur donnent, comme la terre nous offre ses métaux, et s'appliquer à une *spagirie* mentale qui opère dans l'esprit le *départ* des principes différents plus ou moins artificieusement combinés. Ne songeons point à proscrire tous les livres anciens, avec l'espérance de ne voir à l'avenir, dans les sciences, que des recueils de vérités. Les auteurs futurs ressembleront aux passés et aux présents : il y en aura très-peu qui se contentent de *succès d'estime*, qui consentent à faire un livre irréprochable et utile, au risque de n'être pas lu, de n'être jamais loué, d'être déchiré sans avoir été feuilleté.

Je conviens, Messieurs, qu'il existe quelques livres dont les auteurs graves se sont appliqués à n'écrire que des faits réels et des inductions rigoureuses, qui ont travaillé à interdire l'entrée des erreurs, ou qui du moins ont fait en sorte qu'il n'y en eût que d'involontaires. Mais qui les a lus ? Quelques hommes par-

venus à la maturité de l'âge ; quelques consciencieux, presque timorés, qui cherchent la vérité pure, quelque ennuyeuse qu'elle soit ; mais la majorité s'en est éloignée. L'abbé de LONGUERUE dit : « Il y a deux li-
» vres sur HOMÈRE que j'aimerais mieux qu'HOMÈRE
» même : le premier est, *Antiquitates Homericæ* de
» FEITHIUS, imprimées à Leide, où il extrait tout ce
» qui a rapport aux usages et coutumes : le second
» est, *Homeri Gnomologia per Duportum*, imprimé à
» Cambridge. Avec ces deux livres, on a tout ce qu'il
» y a d'utile dans HOMÈRE sans avoir à essuyer ses contes
» à dormir debout (1). » LONGUERUE est par trop positif.
Si je citais des personnes qui, malgré leur bonne volonté, n'ont pas pu achever la lecture de ces volumes, cela ne prouverait rien ; mais ce qui est plus convaincant, c'est que, malgré cet éloge, ces deux livres en sont à la première édition (2) : et combien HOMÈRE n'en a-t-il pas eu d'autres depuis ces extraits ! Il en est presque autant dans la sphère médicale. BAILLOU a eu l'honneur de la seconde édition cent ans après la première (3) ; BARTHEZ n'a pas attiré plus la foule chez les libraires. A côté de cela, on pourrait vous

---

(1) LONGUERUANA, page 170.

(2) *Antiquit. Homericarum*, libri IV, in-12. *Lugduni Batavorum*, 1677. HOMERI *gnomologia*, in-4°. *Cantabrigiæ*, 1660.

(3) La première est de THÉVART, in-4° : Paris, 1643. L'autre est de TRONCHIN, in-4°, Genève, 1762........ L'extrait des ouvrages de BAILLOU, fait par TH. BONET, et intitulé : *Pharos medicorum*, Generæ 1668, in-12, ne paraît pas avoir été réimprimé.

faire voir des ouvrages relatifs à la même science,
c'est-à-dire à la science de l'homme, qui, grâces à
la légèreté des matières, aux hypothèses, aux opinions du temps, au style agréable dont ils ont été
ornés, ont eu le triomphe de plusieurs traductions et
d'une nouvelle édition tous les deux ou trois ans (1).

Il ne faut pas compter sur des auteurs de cette
sévérité. A l'avenir plus que jamais, la plupart vou-
dront, si ce n'est pas des éloges, au moins des critiques, du blâme, du scandale, enfin du bruit; car
c'est à cela principalement que tout écrivain aspire.
Gacon a dit l'équivalent d'une manière assez naïve(2):

> Quand tu dis d'un air suffisant
> Que prenant le parti d'Homère,
> Dans mon livre je suis plaisant,
> Mais que je n'y raisonne guère;
> Sache qu'alors c'est me donner
> Une louange peu vulgaire,
> Et que plaire sans raisonner
> Vaut mieux que raisonner sans plaire.

Cet aveu n'est pas seulement le secret des poètes,
des romanciers, des littérateurs en général; mais

---

(1) Mais, me dira-t-on, Hippocrate n'a-t-il pas eu d'innombrables
éditions? Oui, mais il faut voir quelle est la cause de cette grande
consommation. Hippocrate est un nom. Ses livres sont des orne-
ments nécessaires de toute bibliothèque médicale. Il les faut, ne
dût-on jamais en lire même la table. « Il faut les mettre sous clo-
che, m'écrivait un spirituel confrère, comme une curiosité scientifique. »

(2) Homère vengé.

voire même des savants, sans excepter les médecins,
qui, plus que tous les autres, devraient avoir pour
devise : *vitam impendere vero*.

Si vous reconnaissez que le corps de la médecine
est composé de propositions hétérogènes, savoir : de
propositions qui se rapportent à l'utilité *humanitaire*,
et de propositions qui ont pour but la facilité de la
transmission des premières ; vous commencerez à
soupçonner que, dans cette science, tout n'est pas
versatile, et que tout n'y est pas durable. C'est, en
effet, ce que je me propose de vous faire voir. Les
propositions utiles qui composent l'essentiel de la
médecine sont durables, pérennes, et portent le
cachet de la vérité ; les propositions imaginées pour
l'agrément sont soumises à l'empire de la mode,
par conséquent variables et incertaines. Les détracteurs de la médecine ne l'ont connue que par ces
dernières propositions. S'ils l'avaient examinée sous
le rapport des premières, ils y auraient reconnu les
caractères essentiels de la stabilité. Il importe donc
que les néophytes s'exercent à cette distinction. Avec
cette précaution, ils peuvent lire sans danger, et sans
découragement, tout ce que la bibliothèque médicale
la plus riche peut leur offrir. Au lieu de leur inspirer du mépris ou de la méfiance pour la lecture
des anciens, je les engagerai à s'y livrer avec ardeur.

Quand je vous sollicite à chercher des vérités médicales dans les livres de tous les temps, je n'ai pas
besoin de vous dire que je parle uniquement de ceux

dont les auteurs ont réellement étudié la médecine
interne. Que pourraient vous apprendre l'extrava-
gant PARACELSE , l'éloquent charlatan ASCLÉPIADE ,
dont ses contemporains ont conservé quelques opinions et quelques pratiques ? Pour qu'un écrivain
fasse autorité et qu'il soit digne de la recherche dont
je parle , il faut qu'il ait étudié l'homme , au moins
sous les trois premiers points de vue. Car , qui est-ce
qui connaît l'homme , si ce n'est le pathologiste ,
le vrai médecin praticien ? « Je suis persuadé , dit
» HIPPOCRATE , qu'on ne peut clairement connaître
» la nature humaine que par le moyen de la méde-
» cine , comme ceux qui posséderont bien tout cet
» art s'en apercevront aisément (1). »

    Dans toute science pratique inductive , il me semble
qu'on peut distinguer cinq parties : 1° une qui se
compose des faits et des propositions qui en ont été
déduites exactement ; on pourrait l'appeler la partie
substantielle ; 2° une seconde qu'on peut nommer *con-*
jecturale , qui se compose de tous les essais auxquels
on s'est livré pour aller à la recherche des causes
autrement qu'au moyen de l'induction ; ces tentatives seraient , par exemple , l'analogie éloignée , l'hypothèse , l'inspiration , ou autres suggestions indi-
rectes ; 3° une troisième partie qui se compose des
règles déduites concurremment et de la partie substantielle et de l'expérience , que nous pouvons appeler

(1) *De prisca medicina.*

partie canonique expérimentale ; 4° une quatrième, qui est déduite *à priori* des opinions renfermées dans la seconde partie ; nous appellerons cette quatrième *canonique conjecturale* ; 5° enfin, une cinquième qui consiste dans l'exercice de l'art, dans le faire : elle embrasse tout ce qui se rapporte à l'exécution des règles et à la conduite de l'artiste : c'est ce que nous appellerons *la partie technique*.

Je vais me servir d'un exemple pour faire comprendre cette division : je prends la chimie, qui, quoique extrêmement différente (à plusieurs égards) de la science qui nous occupe spécialement, peut néanmoins servir à expliquer ma pensée.

1° La partie *substantielle*, en chimie, se compose d'abord de la connaissance de tous les corps élémentaires et des mixtes dont ils sont constitués, ensuite des lois qui expriment succinctement et rigoureusement l'action des corps les uns sur les autres, enfin des propositions les plus générales qui sont déduites de la comparaison de ces lois.

2° La partie *conjecturale* embrasse toutes les suppositions que l'on a faites pour expliquer comment ont pu agir intimement les molécules des différents corps, durant les opérations naturelles qui ont amené les résultats. Ici se placent, par exemple, les soupçons que l'on peut avoir sur la succession des changements qui se passent dans le *progrès caché* d'une opération, les opinions de quelques philosophes sur l'homœomérie, leurs spéculations sur les attractions des atomes, etc.

3° La partie *canonique expérimentale* renferme tous les procédés connus pour faire les changements chimiques désirables, procédés tirés des lois posées dans la partie *substantielle*, et confirmés par des expériences multipliées. Tels sont les procédés pour l'extraction de la quinine.

4° La partie *canonique conjecturale* contient tous les préceptes de pratique déduits des opinions admises hypothétiquement dans la science. Je cite ici pour exemple les règles nombreuses qui ont été imaginées pour la transmutation des métaux et la formation de l'or, d'après l'opinion des chimistes.

5° La partie *technique* se compose des modes particuliers que chaque artiste a pu ajouter à l'exécution de chaque procédé, pour varier les moyens, pour inspirer de la confiance au public, pour imprimer son cachet au résultat.

Que l'on nous demande si cette science pratique, considérée en général et dans son ensemble, est constante, toujours la même, ou si elle est mobile, versatile : nous pourrons répondre *oui* et *non* avec autant de vérité. Il faut une distinction, pour que notre réponse soit unique. Si l'on ne pense qu'à l'histoire superficielle de la chimie, on est obligé de dire que la science change continuellement. Les professeurs s'en plaignent hautement : il ne leur est pas permis de faire un cours écrit pour deux années consécutives. Si un auteur veut composer un traité de chimie d'une certaine étendue, et qu'il mette un intervalle entre les volumes, il éprouve ce désagrément, que les premiers sont surannés quand les suivants paraissent. En partant de l'idée que la versatilité des propositions qui se rapportent à un objet est incompatible avec la notion d'une science, voulez-vous mettre en doute l'existence de la chimie considérée comme doctrine scientifique? Vous ne l'oseriez. Si vous songez à l'influence que la chimie exerce sur plusieurs arts industriels, vous restez persuadés qu'il y a, dans ce corps de connaissances, un certain nombre d'idées solides et durables. En supposant que l'analyse que je viens de faire de la chimie en cinq parties n'ait pas déjà été faite par vous d'une manière distincte, vous l'avez pressentie d'une manière confuse; vous avez aperçu que certaines propositions étaient de nature à devoir traverser les siècles, et qu'il y en avait d'autres qui pouvaient être litigieuses. L'avertissement que je vous ai donné de la nécessité d'un départ mental, et la division que je viens de vous présenter, peuvent vous aider à rendre vos idées plus nettes. Cherchez donc à motiver vos persuasions.

1° Quelles sont les propositions que nous mettrons dans la partie *substantielle* de la chimie?.... Ce seront d'abord la distinction de toutes les substances indécomposées, ou simples relativement à nous; l'histoire des agens impondérables : nos connaissances sur la constitution de tous les corps de la nature, vérifiées par l'analyse et par la synthèse ; sur les modes d'action que les uns exercent sur les autres ; sur les conditions nécessaires pour que ces actions puissent avoir lieu ; enfin, nous devons y joindre l'expression de tous ces faits en formules, ou en *lois* expérimentales, avec une fidélité telle que le rédacteur n'en ait rien omis et n'y ait rien ajouté.

Ne vous semble-t-il pas que cette réunion de connaissances constitue la partie fondamentale de la science ? Or, ces connaissances sont éternelles. Tant que la nature suivra l'ordre qui lui a été prescrit, les faits seront les mêmes, nos sens les verront de la même manière, et la raison générale qui gouverne les esprits, déduira de l'observation les mêmes inductions immédiates. Si nous sommes exacts, rigoureux, la science n'aura rien à corriger, quoiqu'elle puisse s'agrandir. Suivant ces mêmes conditions, deux hommes ne peuvent pas varier. S'ils ne sont pas d'accord, c'est que l'un est moins instruit que l'autre. S'ils arrivent tous deux au terme de leurs connaissances actuelles, ils doivent être à l'unisson. C'EST DONC DU CONSTANT.

2° La seconde partie, que j'ai nommée conjecturale. renfermera toutes les *opinions;* tout ce qui est susceptible de controverse ; toutes les idées que la raison générale ne vous oblige pas à recevoir, et dont l'admission suppose de la part de l'esprit une dose de foi. Je cite pour exemples les principes hypothétiques généraux qui ont été imaginés, dans divers temps, pour expliquer les faits : les deux, trois ou quatre éléments admis par divers anciens philosophes; la supposition des homœoméries; la théorie du phlogistique de Stahl. Ces opinions sont tout-à-fait gratuites. Il en est d'autres qui ont plus de vraisemblance, mais qui ne sont pas démontrables. Telles sont les théories du *progrès caché* de diverses opérations compliquées, de compositions, de combinaisons, de décompositions, qui se passent dans la nature ou dans les arts. Dans beaucoup de ces changements, le mode intime est le sujet d'un problème. Quand les éléments qui concourent à une opération sont nombreux, l'esprit croit apercevoir diverses manières intérieures possibles. Il en résulte que plusieurs chimistes diffèrent d'opinion sur ce même fait. Dans l'espace de quarante ans, nous avons vu trois ou quatre théories diverses de ce qui se passe dans les fumigations guytoniennes; les chimistes s'étant arrogé le droit d'expliquer les changements que la respiration fait subir au sang contenu dans les poumons, ils nous ont gratifiés de quatre explications assez différentes, que les gens du monde ont prônées, auxquelles les médecins n'ont pas cru, et dont personne ne parle aujourd'hui. J'ai entendu plusieurs théories différentes du kermès minéral, et même de l'onguent citrin, etc. Voilà des opinions, des croyances. En doit-on conclure que la chimie n'est point une science, que sa désolante mobilité n'a ni la durée ni le consentement général qui sont indispensables pour la qualifier ainsi? Non, ce n'est pas là la conclusion que vous avez tirée de ces remarques. Vous avez senti que, dans toutes ces propositions si différentes, même si contradictoires, il y a une idée commune qui reste toujours la même, malgré les variations qui la masquent; que cette idée constante appartient à la partie essentielle de la science, et qu'elle survit à l'anéantissement des opinions.

La conclusion la plus générale et qui nous intéresse le plus, est que notre esprit a son creuset pour opérer le départ des idées d'une science, et qu'à l'aide de cet instrument, il peut les apprécier à leur juste valeur.

3° La partie *canonique*, *fondée sur l'expérience raisonnée*, embrasse, dans la chimie, toutes les méthodes et tous les procédés qui ont été employés pour faire chaque produit, et qui ont été couronnés de succès. Veuillez remarquer qu'un même résultat peut être obtenu par des procédés fort différents. Cette multiplicité des méthodes, loin d'être un préjugé contre la science, semble confirmer sa certitude et sa dignité. Pourquoi ? parce que la variété n'est ni arbitraire ni fortuite, mais qu'elle est rationnelle. La variété des méthodes et des moyens est une vérité du même ordre que celles qui composent la première partie. Elles se soutiennent réciproquement. La multiplicité des procédés, pour obtenir un résultat donné, est un fait d'expérience journalier ; il est impossible de le contester. Si maintenant vous trouvez une concordance parfaite entre les principes fondamentaux et les divers procédés, de sorte que tour à tour les pratiques suggèrent ou justifient les dogmes, et les dogmes in-

ventent *à priori* diverses pratiques : la science est
parfaite.

4° Nous rangerons dans la partie *canonique conjecturale* les procédés qui ont été imaginés seulement
d'après des théories hypothétiques, abstraction faite
des suites. Si le procédé n'a pas été exécuté, il ne
prouve rien par rapport à la science. S'il a été exécuté, l'événement est consigné dans les archives, quel
qu'il soit, afin qu'il serve aux perfectionnements d'une
saine théorie. Une conception insensée peut assez souvent éclairer l'art. Ce sont des témérités dont la science
ne se vante ni ne rougit, qu'elle n'aurait pas autorisées, mais dont elle n'est pas fâchée quand elles deviennent l'occasion d'une instruction.

5° Quant à la *partie technique* individuelle, elle
ne tient à la science que par une liaison condition-
nelle. Quand la chimie a établi sa règle, on n'a
plus rien à lui demander. Tout le reste de la responsabilité est sur l'exécutant, sur les circonstances
extérieures, et assez souvent sur le hasard. La
science ne peut pas plus se glorifier des événements
dus à ces causes extérieures, qu'assumer sur elle les
dommages qui en dérivent. Cependant la statistique
des succès nombreux d'un artiste, lorsqu'elle est favorable, doit être le plus souvent d'accord avec la
partie substantielle et avec la règle. Cela est vrai
dans tous les arts. Quand il en est autrement, on en
cherche la cause.

Le but de cette digression a été, non pas de vous

dire que la chimie est une science pratique très-
réelle, ce dont vous n'avez jamais douté, mais de
vous engager à réfléchir sur les motifs d'après lesquels cette conviction s'est établie en vous, malgré
les apparences qui semblaient autoriser à penser différemment.

La médecine interne est susceptible d'une analyse
pareille. Si vous appliquez à l'anthropologie usuelle
les cinq divisions que j'ai faites de toutes les sciences
naturelles pratiques, j'espère que le résultat de votre
examen sera pareil au jugement que tout le monde a
porté sur la chimie : les motifs qui ont dirigé le second sont les mêmes que ceux qui doivent régler le
premier. C'est ce que je tâcherai de vous faire voir
dans la prochaine séance.

QUATRIÈME LEÇON.

SOMMAIRE.

Application de la même division à la médecine interne. Indication des objets qui doivent être renfermés dans sa *partie substantielle.* Sa *partie conjecturale* contient les hypothèses. Différence qui existe entre ces trois opérations mentales : l'*induction*, l'*anticipation*, l'*hypothèse*. Division des hypothèses 1° en celles qui sont particulières, de peu d'importance, et 2° en générales. Classification des hypothèses générales 1° en simples (mécanisme, chimisme, pneumatisme, animisme, solidisme) ; 2° en poétiques (helmontisme) ; 3° en doubles (atomisme; vie des trois règnes; vie universelle ; monde considéré comme un grand animal).

Une bonne partie de la dernière leçon a eu pour objet de vous faire voir que les idées dont se compose toute science naturelle pratique peuvent être disposées dans cinq divisions, qui sont : 1° celle des connaissances *substantielles* ; 2° celle des notions *conjecturales* ; 3° celle des *règles* fondées sur les connaissances substantielles et sur l'expérience ; 4° celle des *préceptes ou conseils* dérivés des notions conjecturales ; 5° celle des procédés *individuels*, ou des connaissances *techniques*. J'ai cherché à rendre cette division plus claire, en l'appliquant à la chimie. Au moyen de cette distinction, vous avez pu reconnaître, dans votre esprit, les motifs pour lesquels vous déclarez cette collection d'idées une véritable science pratique, nonobstant les incertitudes qui peuvent s'y trouver ; et vous vous sentez en état d'articuler le jugement que vous avez porté distributivement sur toutes ses parties.

Faisons une division pareille de la médecine. Je ne m'occuperai point de la chirurgie : elle est susceptible d'une analyse pareille ; mais la réalité de cette partie n'est pas mise en question. Je me contente donc d'appliquer ma division à la médecine interne.

1° *Partie substantielle.* Quelles sont les connaissances que nous renfermerons dans cette catégorie ?

Si vous vous souvenez des quatre points de vue sous lesquels l'homme doit être étudié pour obtenir la médecine, vous devez voir que cette science possède d'abord tous les faits et toutes les notions superficielles qui proviennent des deux premiers points de vue. Je n'ai pas manqué de vous dire que les propositions générales dont le troisième point de vue est l'objet principal (*troponomie*), ne pouvaient être régulières et inattaquables que lorsque les faits des deux premières sortes étaient joints à ceux de la troisième. Comme les connaissances des deux premiers points de vue suffisent à la chirurgie, et que tout le monde est persuadé de la solidité et de la constance de cette science pratique, vous n'aurez pas de peine à ranger, dans la partie des connaissances *substantielles* de la médecine interne, les choses qui formaient la base de la médecine externe. Ainsi, nous y mettrons toute l'anatomie humaine, c'est-à-dire l'anatomie des organes, celle des parties simi-

laires, l'hygrologie, l'anatomie chimique. La physiologie élémentaire. La pathologie de toutes les maladies par réaction. Celle des altérations du mécanisme.
La pathologie des cas où ces deux états anormaux
coïncident et se compliquent. Vous pensez bien que,
dans ces pathologies, je comprends l'histoire des changements avantageux ou défavorables qui sont venus
spontanément dans les parties affligées de quelqu'une
de ces maladies.

Outre ces connaissances historiques et théoriques,
qui sont obligatoires et suffisantes pour le chirurgien,
il faut placer tous les faits observés sous le troisième
point de vue, et les propositions inductives exactes
qui en auront été tirées, sans aucune hypothèse.

Ainsi, la biologie historique, ou la biographie tout
entière, entre dans cette case. Là se trouvent l'histoire
des âges, des tempéraments, des idiosyncrasies, et
celle des maladies dites internes, que l'on ne peut
pas produire à volonté. Ces faits sont toujours cons-
tants. Quand on ne les représenterait que comme des
sujets d'histoire naturelle, ils seraient dignes de considération. La paraphysicologie, ou l'histoire des
choses non naturelles, est une collection immense et
précieuse de faits que les parties pratiques de la
médecine savent exploiter. L'anatomie pathologique
complète l'histoire des maladies, en unissant les tra-
ces des symptômes intérieurs invisibles aux symptômes
extérieurs que l'on avait contemplés.

A l'aide de ce grand nombre de faits combinés entre

eux, l'esprit a pu en obtenir des propositions doctrinales qui ont découlé presque spontanément sans
effort, sans *expression*, s'il est permis de le dire. Ces
résultats contractés ont formé des lois dont la rédaction a été le travail le plus laborieux. Ce sont ces
faits généraux ou lois qui ont été disposés pour en
faire la base de diverses parties de la médecine .in-
terne théorique ; telles sont : la pathologie générale,
la nosologie, la distinction des maladies par des différences naturelles, le pronostic. C'est de là aussi
qu'est sortie une physiologie générale plus relevée,
ou une science de la nature humaine, également
exempte de toute supposition ou anticipation.

Ceux qui ont parcouru quelques traités d'institutions de médecine, ou même des ouvrages de nosologie
complète, savent bien de quoi je parle. Ceux qui
sont tout-à-fait novices peuvent ne pas m'entendre.
Mais je ne pouvais pas chercher à rendre mon langage
plus clair, sans anticiper sur les matières qui doivent
faire le sujet des leçons prochaines. Je les prie de ne
pas se décourager ; dans peu, tout cet article de ma
leçon sera éclairci.

Les choses que j'indique rapidement et que je place
dans la première des cinq divisions que j'ai indiquées,
sont ou des faits évidents, ou des propositions inductives incontestables. Je me garderais d'en mettre ici
de celles qui seraient douteuses : je ne pense qu'à
celles qui, bien conçues, bien exprimées, doivent
obtenir l'assentiment général. Or, il en existe de telles.

2° *Partie conjecturale.* La médecine interne contient un grand nombre de propositions de ce caractère. Elles proviennent des mêmes sources que j'ai indiquées en faisant l'analyse de la chimie. 1° On crée une *hypothèse particulière* lorsqu'on cherche à deviner le *progrès caché* (1) d'un phénomène vital dont on connaît la cause occasionnelle et le résultat; plusieurs médecins, qui ont les mêmes idées sur la nature de l'homme, peuvent différer d'avis sur ce qui se passe depuis l'impression qui a commencé le phénomène jusqu'à sa consommation. Par exemple, nous connaissons quelle est l'impression nécessaire pour que la génération existe chez la femme. Depuis cette impression jusqu'à l'apparition de l'embryon, il se passe un progrès caché qu'aucun sens n'aperçoit, que l'intelligence soupçonne, et que l'imagination veut absolument deviner. Dans le désir de connaître ce travail intérieur, chacun propose ses *conjectures*, et il est extrêmement rare que deux de ces devins se rencontrent. Qu'est-ce qui se passe depuis l'application d'une matière contagieuse sur une partie du corps d'un individu, jusqu'au développement de la maladie qui en provient? Voilà un problème sur lequel plusieurs s'essaieront, et dont les modes de solution différeront beaucoup.

Ces sortes de variations sont semblables à celles

_____

(1) Je suis le langage de Bacon. S'il est utile d'expliquer ces mots, on en trouvera la définition dans les exemples que je vais présenter.

que j'ai signalées dans la théorie du progrès caché des phénomènes chimiques. Elles ne proviennent pas seulement des différences qui peuvent exister dans les théories générales de la science à laquelle appartient le phénomène examiné ; elles se trouvent chez plusieurs individus qui ont adopté la même théorie générale.

Heureusement ces variations sont de peu d'importance dans les sciences pratiques. On a su les éluder dans l'exercice et les reléguer dans la spéculation. Ainsi, quoiqu'on ne soit pas d'accord sur le progrès caché de l'éther, de la pommade citrine, du kermès minéral, on sait préparer ces résultats à perfection ; de même, quoiqu'on ne sache pas exactement comment le quinquina, le mercure, l'or, agissent sur l'économie vivante, les vrais médecins savent très-bien s'en servir pour la guérison de diverses maladies.

2° Ce qui frappe le plus le public de toutes les classes, et qui donne le plus occasion de douter de la réalité de la médecine interne, ce sont les théories générales hypothétiques de la nature humaine. On est persuadé qu'elles sont le pivot de notre science, et on ne sait pas que les médecins sensés les regardent seulement comme un attrait pour les aspirants. Ainsi nous les rangeons dans la partie conjecturale ; c'est vous dire qu'elles ne font point partie essentielle et intégrante de la science. Vous en serez convaincus quand vous les aurez vues de près.

Qu'est-ce qu'une théorie générale hypothétique

de la nature humaine? Je vous engage à bien réfléchir sur les opérations mentales que vous faites
tous les jours, afin que vous ne vous trompiez pas
sur la signification respective des mots qui les rappellent : je veux parler de l'acte d'induction, et de
l'acte de faire une hypothèse.

A. L'opération mentale appelée *induction*, est l'acte
par lequel on a l'intention de tirer de plusieurs faits
une notion vraie, soit que la vérité sorte tout entière de chaque fait, soit qu'elle résulte de l'ensemble des éléments qui sortent de ces faits. Une
condition essentielle de ce travail intellectuel, c'est
l'intention et la volonté de ne déduire des faits qu'une
connaissance réelle.

Quand un fait général a été observé dans tous les
êtres qui composent une classe déterminée, et qu'on
l'a obtenu par cette opération, la proposition inductive prend alors le nom de *loi*. Ainsi, en nous
souvenant que tout corps quelconque se rapproche
du centre de la terre, si quelque obstacle ne l'en
empêche, et que nous voulons exprimer cette connaissance acquise par notre expérience, nous pro-
nonçons que *tout corps gravite vers le centre de la
terre*. Voilà une loi naturelle qui est inattaquable,
pourvu que nous ayons bien circonscrit le sens du
mot corps.

Comme l'induction ne se forme pas en bloc, mais
qu'elle s'engendre par la réunion de ses éléments,
elle n'est pas toujours la même à tous les instants de sa

génération. Elle porte bien constamment le même nom
à cause de l'intention qui l'a fait naître ; mais il
serait utile de lui donner des dénominations spéciales
qui pussent caractériser les divers degrés de l'induction, depuis son état rudimentaire jusqu'à son état
adulte. La progression de l'acquisition inductive se
fait voir surtout dans la manière dont notre esprit
procède lorsqu'il faut apprécier la culpabilité d'un
prévenu.

Si, dans le cours de la formation d'une induction,
l'esprit impatient s'arrête avant le développement
complet de cette notion, et appelle *loi naturelle* un
embryon dont les formes sont mal arrêtées, ce part
précoce est appelé par BACON une *anticipation*. Ce
nom signifie que la proposition en projet a été énoncée
avant qu'elle eût pu être prouvée.

B. A côté de l'*induction*, examinons ce qu'est
l'acte de la formation d'une *hypothèse*, afin d'en bien
déterminer la différence. Revenons à la loi de la
gravitation des corps.

Si, au lieu de noter ainsi ce fait général, mon
imagination vient y joindre l'opinion d'une cause de
la gravitation, et me fait dire qu'il y a une tendance d'un corps vers le centre de la terre, pour
obéir à une *sympathie* de la part de ce centre ; ou
me fait penser que le corps est poussé par une *matière* extrêmement *subtile* qui ne lui permet pas de
rester en équilibre, mon opération mentale est fort
différente de la première, puisque j'ai ajouté au fait

incontestable une idée qui ne venait pas de l'observation. J'ai tiré mon opinion, ou de ce sentiment
de *sympathie morale* qui me fait désirer le rapprochement des personnes que j'aime, ou de l'idée de
l'*impulsion* qu'un corps exerce sur un autre, et qui
le force à changer de place. Ce travail intellectuel
est la création d'une *supposition* ou d'une *hypothèse*.

D'après ces définitions, une *anticipation* n'est pas
rigoureusement une hypothèse. Elles diffèrent au moins
essentiellement par leur origine. La première procède
de l'entendement pur ; dans son évolution, elle s'est
déformée par l'influence de l'impatience ou de l'intérêt. Mais l'autre ne provient primitivement que de
l'imagination, faculté qui est vue de mauvais œil
dans les sciences sévères. Si l'on donne quelquefois
à une hypothèse proprement dite le nom d'*anticipation*, on parle ainsi par courtoisie.

Réciproquement, une induction hâtive ou anticipée
est quelquefois appelée une hypothèse. Bien plus,
vous entendez assez souvent nommer ainsi les propositions les plus solides par des hommes qui n'en ont
pas compris la démonstration ou la preuve, quand
elles ont eu besoin de recherches profondes, labo-
rieuses, et qu'ils n'ont pas pu ou voulu se donner la
peine de les acquérir. Les impuissants et les paresseux
ne sont pas les seuls qui qualifient ainsi les inductions : vous entendez parler le même langage ceux qui
aiment à bâtir des hypothèses, et qui les érigent en
sciences. Ces personnes sont intéressées à donner le

même nom à leurs productions et à celles des philosophes les plus sévères. Dans un jury, il y a des membres
assez consciencieux et assez judicieux pour suivre avec
attention et profit toute la suite de la procédure. Il
peut y en avoir aussi qui trouvent un plaisir à ne
point parler comme les autres, qui sont distraits et
incapables de lier étroitement les faits et les idées.
Au moment du jugement, les premiers sont convaincus et prêts à voter; les autres, qui n'imaginent
pas qu'il puisse exister d'autre arrêt que des arrêts d'ex-
pédient, proposent ce qui peut le mieux arranger
leur vanité et leurs amis. Tenez-vous donc en garde
contre les théoristes qui imitent ces derniers : les
qualifications qu'ils donnent aux propositions des
autres sont sujettes à un contrôle.

Une théorie générale hypothétique de la nature humaine est donc la supposition d'une cause ou naturelle ou fictive, que l'on applique arbitrairement à
l'histoire des faits observés dans l'homme pour chercher à les expliquer. Autrement dit : quand l'auteur
crée une hypothèse, il conçoit une cause ou imaginaire ou telle que la nature nous la présente; il l'applique au système humain par la pensée, et il juge
que cette cause imaginée pouvant produire des effets
analogues aux phénomènes à expliquer, doit être regardée comme la vraie cause de ces phénomènes.

Quand vous aurez réfléchi sur cette définition,
voyez vous-mêmes, je vous prie, s'il y a quelque
rapport entre cette opération mentale et celle de la

formation des lois naturelles, ou expression des faits généraux. Si vous êtes bien pénétrés de la différence qui existe entre ces actes, il ne vous sera pas difficile de faire, dans les propositions médicales complexes, ce départ du vrai et du fictif dont je vous entretiens. Jetons un coup d'œil sur les théories hypothétiques introduites dans notre science.

Une hypothèse médicale n'est digne d'intérêt et d'attention que lorsque l'auteur rend hommage aux faits, c'est-à-dire qu'il les connaît et les respecte assez pour qu'il y ait quelque ressemblance entre la réalité et la supposition. Une incohérence complète serait une folie.

Je divise les hypothèses médicales en trois sortes, qui sont : I° les simples ; II° les poétiques ; III° les doubles.

I. J'appelle hypothèse simple l'application au système humain d'une cause qui existe réellement dans la nature. Les règles et les lois de cette cause sont connues préalablement. L'esprit n'a d'autre sacrifice à faire que de se prêter à la présence de cette cause dans l'agrégat vivant, afin de vérifier l'identité de ses lois avec les phénomènes vitaux.

1° Une des hypothèses les plus élaborées, est le *mécanisme*. DESCARTES me paraît en être l'inventeur. Les médecins qui l'ont exploitée ont porté le titre de iatromathématiciens. Je citerai parmi les sectateurs les plus zélés, BELLINI, PITCARN, BOERRHAAVE quand il était jeune. On se proposait d'expliquer tous les phénomènes vitaux par les lois de la mécanique. Le corps humain n'était qu'une machine dont les actes vitaux s'exécutaient automatiquement en vertu de ces lois.

2° Le *chimisme* est la doctrine de ceux qui, n'ayant pas trouvé suffisantes les lois du mécanisme pour expliquer divers phénomènes vitaux, tels que les changements de substance des parties, les impulsions du cœur. etc., ont pensé devoir joindre au mécanisme les lois de la chimie. La digestion, la nutrition, les altérations morbides du corps, les mouvements alternatifs du centre du système sanguin, leur ont paru pouvoir s'expliquer par les fermentations et par les combinaisons chimiques dont les mixtes sont susceptibles. WILLIS, F⁕ de LE BOË, BOERHAAVE, F. HOFFMANN, n'ont pas dédaigné de favoriser cette hypothèse.

Je ne range point l'*humorisme* entre les systèmes généraux de médecine, parce que je ne connais point d'auteur qui ait considéré les humeurs comme causes actives de la vie. Ceux qui peuvent avoir exagéré l'influence des altérations des liquides dans la génération des maladies, tels que GALIEN, AVICENNE, SENNERT, les médecins allemands du siècle dernier, me paraissent avoir reconnu dans l'agrégat vivant une puissance active que les humeurs vicieuses lèsent. Leur plus grand défaut est de n'avoir pas assez reconnu que les viciations de ces humeurs provenaient assez souvent de l'influence anomale de cette puissance. Ceux qui regarderaient la constitution chi-

mique des fluides comme la raison suffisante de l'existence de la vie, rentreraient dans la catégorie des
médecins attachés au chimisme.

3° Je place le *pneumatisme* parmi les hypothèses
simples. *Pneuma* signifie *souffle*, *air subtil*, *esprits*,
vapeur. Dans le langage ordinaire, il exprime ce qu'il
y a de plus délié parmi les substances matérielles.
Les *pneumata* des Grecs me paraissent correspondre
assez souvent à l'expression *agents impondérables* des
modernes. La même incertitude qui existe aujour-
d'hui dans la question de savoir si ces agents sont
des substances particulières ou bien des modalités
variables des corps ordinaires, paraît avoir existé
parmi les anciens.

Quoi qu'il en soit, des théoriciens ont attribué les
phénomènes vitaux à des agents indéterminés de cette
classe. Pendant long-temps on les a nommés *esprits*.
GALIEN, qui, comme on sait, aimait assez les hypothèses, mais en tout bien tout honneur, et en respectant les faits, distinguait ces esprits en *naturels*,
en *vitaux* et en *animaux*. Sans en avoir explicitement déterminé l'origine, les pneumatistes anciens
semblaient les tirer de l'atmosphère par le moyen
de la respiration.

Les pneumatistes modernes trouvent que la cause
de l'électricité expliquerait assez bien les phénomènes
vitaux; et, en conséquence, quelques-uns appellent
électro-biotique la cause de la vie des animaux, et
particulièrement de l'homme. Quelques-uns, pour

ne pas se compromettre, se contentent de l'appeler *impondérable biotique*, comme pour dire que, sans pouvoir assurer que cette cause soit de l'électricité, du magnétisme minéral, du calorique ou quelque autre agent déterminé, elle est au moins du nombre de ces forces cosmologiques. Il est bon de citer toujours quelques auteurs remarquables attachés à chaque secte. Parmi les pneumatistes modernes, je nomme M. MARTINET et M. DUGÈS.

Les agents impondérables existent réellement dans la nature. Quoiqu'on ne puisse pas décider s'ils sont des substances *sui generis*, ou simplement des modalités, ils entrent dans le système macrocosmique. Le pneumatisme physiologique n'invoque donc pas une cause imaginaire. Ce qu'il y a de douteux, et par conséquent d'hypothétique, c'est que les causes générales soient celles des faits vitaux. Cette hypothèse est donc au nombre des simples.

4° L'*animisme* est l'hypothèse de ceux qui regardent l'âme pensante (ce que nous nommons ici le *sens intime*) comme la cause de tous les phénomènes vitaux. Les auteurs de cette opinion sont d'abord Claude PERRAULT, et ensuite STAHL (1). Celui-ci a eu beaucoup de sectateurs d'un très-grand mérite.

---

(1) ALEXANDRE d'Aphrodisée (3ᵉ siècle) a eu la même idée que STAHL : « S'il survient une blessure au gros orteil, il se fait un bu- » bon ; par le secours de l'*âme prévoyante*, il se fait une accumu- » lation de matière blanche, douce, qui fait disparaître la douleur.» HALLER, *Biblioth. anat.*, t. *I, pag.* 110.

La célébrité et la considération dont cette secte a joui ont eu deux sources : la première est la grande connaissance de l'histoire des maladies, que les sectateurs ont examinées dans les plus grands détails; histoire dont ils ont mieux conservé la tradition que toutes les autres sectes. La seconde est que la vraie cause des phénomènes vitaux a plusieurs traits de ressemblance avec les allures de l'âme. Cependant cette hypothèse a contre elle le motif de jugement qui est le plus entraînant, le plus puissant, parce qu'il est le plus constant, le plus continu : c'est le sens intime, qui ne connaît rien dans la constitution de son corps, qui n'est point l'auteur des fonctions naturelles, et qui ne peut pas accepter la responsabilité des maladies.

L'animisme est, suivant moi, la seule hypothèse générale médicale qui puisse être appelée *spiritualiste*. Il ne faut pas confondre l'*esprit* avec les *esprits*. Quand je vous ai entretenus du pneumatisme, vous avez vu quel est le sens que l'on a donné aux expressions *esprits, vapeurs, impondérables*. Le mot *esprit*, en psychologie, est synonyme d'âme. Il exprime une notion négative que les métaphysiciens ont célébrée, et qui consiste à admettre des substances qui sont différentes de la matière, et dont les caractères sont l'aptitude à sentir et à penser, et la privation de toutes les qualités sensibles de cette matière.

5° Le solidisme consiste à considérer les solides du corps vivant comme étant doués de facultés particulières, sans se mettre en peine d'en chercher l'origine, et à voir ces facultés des tissus comme la cause active de tous les phénomènes vitaux. Ces facultés ont été différentes dans les phases de cette secte. Ainsi, du temps de BAGLIVI et de F. HOFFMANN, on s'est contenté du *ton vital*. Les Hallériens ont porté leur attention sur ce qu'ils appellent l'irritabilité. CULLEN a préféré le nom de force nerveuse, et BICHAT celui de contractilité vitale. L'excitabilité de BROWN a été conçue d'une manière plus abstraite; mais elle ne diffère pas assez du solidisme ordinaire pour en faire un article spécial.

Cette doctrine est hypothétique, quoique l'idée principale soit un fait observé dans le corps vivant. C'est trop entreprendre que de penser à expliquer tous les phénomènes vitaux, normaux et morbides, avec des resserrements et des relâchements; avec une excitabilité trop active ou trop faible, quelles qu'en soient les variations.

Les organiciens, qui suivent les idées de BICHAT, qui n'ont étudié que la pathologie externe, et qui n'admettent pas de maladie qui n'ait son origine dans l'irritation d'un organe, sont de la secte des solidistes : seulement ils sont plus incommodes que leurs prédécesseurs, parce qu'ils sont exigeants et intolérants. Ce n'est pas l'exemple que leur avaient donné leurs patriarches, BAGLIVI, HOFFMANN, CULLEN.

6° II. Je vous ai parlé d'une hypothèse médicale poétique : je faisais allusion à celle de VAN-HELMONT.

En quoi consiste-t-elle ? Après avoir présenté l'histoire des faits normaux et morbides du système humain vivant, il les lie au moyen d'un *merveilleux
scientifique*. Il suppose qu'un suzerain, accompagné
de ses vassaux, gouverne ce corps, lui donne la vie,
c'est-à-dire fait exécuter par ces subordonnés tous les
phénomènes vitaux. Quand ce maître ou archée agit,
il sait toujours pourquoi : ses motifs sont ou des
raisons, ou des passions, ou des prévisions. Le poète
ne devine pas seulement les intentions de l'archée,
il en détermine la nature et presque le signalement.
Suivant lui, le maître est constitué de feu et d'éther.

Ce qu'il y a de plus commode dans cette hypothèse, c'est que jamais des lois antérieures de la
cause ne viennent contrarier les faits réels. Tout a
été fait *à posteriori*. Ce poète a fait comme LUCAIN.
Vous savez que la Pharsale est l'histoire la plus fidèle
de la guerre de CÉSAR et de POMPÉE. Cependant, comme
l'auteur voulait l'appeler poème, il a cru devoir faire
intervenir des divinités et autres puissances surnatu-
relles. Mais ces pouvoirs ont agi comme les hommes ;
et ainsi, dans cette lecture, nous avons autant d'instruction historique que de plaisir poétique. Il est vrai
que cet ouvrage a été nommé une *gazette* (1) *ampoulée*.
Malgré cette qualification, ou plutôt grâces à cette

_____

(1) On a aussi traité de gazette le poëme latin de SILIUS ITALICUS
de Bello punico secundo. Le merveilleux est tout-à-fait subordonné
aux faits.

qualification, je préférerais une théorie générale hypothétique de la nature humaine, faite d'après ces vues, à tant de systèmes où les prévisions de l'hypothèse sont trop souvent en combat avec les faits réels qui se passent dans l'agrégat. Ce que je dis touchant la supériorité de certaines hypothèses sur les autres, est tout-à-fait désintéressé, puisque je n'en use d'aucune espèce : mais je parle pour ceux qui ne peuvent pas s'en passer.

7° III. Je passe aux hypothèses doubles. Je donne ce nom aux théories générales hypothétiques où il y a deux suppositions, dont la première est l'admission d'une cause dont l'existence est douteuse ; la seconde, l'application arbitraire de cette cause aux faits réels que nous étudions. Pour les recevoir, il faut donc violer deux fois la règle de la philosophie, qui est de n'admettre, dans les fondements d'une science, que des faits généraux prouvés.

Je cite trois de ces théories hypothétiques appliquées à la physiologie : 1° l'hypothèse atomistique ; 2° celle de la vie universelle ; 3° l'opinion de l'âme du monde.

8° 1° Vous savez que, chez DÉMOCRITE et chez ÉPICURE, la base de la philosophie des causes premières était que la matière est éternelle ; qu'elle est formée d'atomes dispersés dans le vide ; que ces petits corps, toujours en mouvement, s'étaient primitivement approchés, accrochés, réunis ; que ces adhésions fortuites avaient constitué tous les corps de la nature ; que le monde entier n'est que l'ensemble

de ces corps, plus les atomes qui sont encore libres.
Asclépiade, qui avait été maître de rhétorique, avait
adopté cette opinion, et l'avait appliquée à la théorie
de la nature humaine. Ainsi, la disposition des atomes
et du vide interposé, constituait la santé et la maladie. Vous voyez donc que ses élèves recevaient
deux croyances difficiles à avaler : premièrement la
doctrine primitive des atomes ; secondement la suffisance de ces blocs fortuits pour expliquer tous les
détails des faits médicaux. Je dis *ses élèves*, car vous
pensez bien que, dans un tel enseignement, la
croyance est pour les disciples : le sectaire n'est pas
si dupe.

2° L'hypothèse de la *vie universelle*, opinion souvent renouvelée des Grecs, rafraîchie en Allemagne
depuis environ vingt ans, et rendue plus ou moins
abstraite, plus ou moins concrète, suivant la trempe
d'esprit de ceux qui l'ont mise en vogue, se présente
sous diverses formes, dont les principales sont : A.
la vie de toute la substance de l'univers ; B. la vie
des agrégats de tous les règnes ; C. la vie individuelle
du monde, ou l'univers constituant un animal.

A. L'hypothèse de la vie de toutes les molécules
est difficile à distinguer de l'atomisme. Si l'agrégat
n'est composé que d'éléments matériels, chaque élément devait avoir primitivement une portion de la vie
dont il jouit. Il faudra donc dire que chaque atome
est vivant, et je ne pense pas que les Épicuriens le
nient. Mais cette constitution de l'agrégat est-elle com-

plète ? En consultant notre sens intime , nous accom-
moderons-nous de l'idée que notre individualité est
le résultat d'une association de molécules ? Non , l'assertion énoncée touchant notre composition est une ab-
surdité , sinon démontrable , au moins de sentiment.
M. MARTINET, qui , au reste , semble ne vouloir d'autre rôle que celui d'historien , laisse l'hypothèse dans
un vague qu'il nous est impossible d'appliquer à nos
besoins. Quoi qu'il en soit, je ne sais pas si les molécules de la matière sont effectivement vivantes ; et en
les supposant telles, je ne sais pas si elles suffiraient pour
la composition du système humain. Il s'ensuit qu'une
physiologie ainsi faite est *doublement* hypothétique.

B. Si l'on veut dire que tous les corps du règne
minéral sont vivants comme les végétaux et comme
les animaux , cette opinion constituera bien une sorte
de vie universelle. Pour l'admettre , il faudra convenir d'une de ces choses : ou que ce que nous appelons la *vie* existe dans les pierres , dans la terre ,
dans les corps bruts , à l'état latent, quoi qu'en disent
nos sens ; ou que le mot *vie* prend une nouvelle acception au moyen de laquelle les corps bruts et les
corps vivants entrent nominalement dans une même
catégorie , quoique cette signification ne change pas
la nature des choses. Le dernier parti n'est qu'un leurre
grossier : on ne s'y trompe que lorsqu'on le veut
bien. Le premier est une simple supposition à laquelle
les spéculateurs récents ne donnent ni vraisemblance
ni agrément.

Un de leurs prédécesseurs était entré dans des détails qui rendaient sa théorie, sinon plus vraie, au moins plus gaie. Je veux parler de GRANGER, médecin du 17ᵉ siècle, qui avait cherché à lier tous les êtres de l'univers, en établissant que le règne minéral jouissait de la vie comme les deux autres règnes (1). Il a fait en sorte de le prouver, non-seulement par la nutrition et l'accroissement des minéraux, mais encore par la génération. Suivant lui, les minéraux sont doués d'une vertu *séminaire et génératice;* il prétendait que l'impression des astres pouvait les féconder; que, d'ailleurs, la différence des sexes est aussi vraisemblable que celle des végétaux (2 ; il cite l'histoire de deux diamants qui appartenaient à une dame de la maison de Luxembourg, et qui *produisaient visiblement de temps en temps d'autres diamants semblables à eux* (3).

Quelle que soit celle des deux formes de la vie universelle qu'on préfère, en l'appliquant à la physiologie, il faut admettre d'abord que du marbre, par exemple, est de la même catégorie que nous en tant que vivants; ensuite, que l'étude de nos congénères peut nous suffire pour expliquer la nature humaine. C'est donc encore une hypothèse double.

10° C. 3° La troisième des théories hypothétiques

---

(1) Paradoxe que les métaux ont vie, composé par Guillaume GRANGER, médecin du roi; Paris. 1640.

(2) Pag. 59.

(3) Pag. 58.

doubles de la nature humaine, que j'ai indiquées, c'est celle de l'*univers vivant*. PLATON, entre autres songes, s'imagina que le monde est vivifié et individualisé par un principe unique d'animation, de sorte qu'il le considéra comme un grand animal (1). Voilà une forme de la vie universelle. Au reste, pour l'approprier à l'usage de la théorie de l'homme, il y a un point qu'il faut déterminer. Cet animal humain, renfermé dans le système cosmologique, est-il un organe faisant partie intégrante de l'entier, comme fait la matrice dans la femme? ou bien est-il un animal parasite interne du contenant, comme un ascaride du rectum, ou comme un strongle des intestins grêles? Il faudra bien se décider sur ces questions, si l'on veut que cette conception s'accommode à la théorie médicale.

Vous voyez encore que cette théorie hypothétique est double, puisqu'il faut d'abord admettre la grande animalité du monde; ensuite la relation du petit animal au grand, soit à titre de parasite, soit à titre de membre intégrant. Je tiens à justifier ma classification des théories hypothétiques.

Si la politesse nous permet d'appeler quelquefois *anticipation* une hypothèse simple, elle ne peut pas aller jusqu'à donner la même qualification à une hypothèse double. La civilité a ses bornes; si on la

---

(1) PLATONIS TIMÆUS. *Deus universum constituit, animal unum, animalia in se omnia mortalia et immortalia continens.*

dépasse, elle devient injurieuse, parce qu'une hon-
nêteté excessive est prise pour une antiphrase (1).

Il doit vous tarder de savoir quel est le rang qu'occupent ces hypothèses dans la médecine, et l'influence
qu'elles exercent sur les principes de la science : mais
il est trop tard pour que je puisse vous le dire aujourd'hui.

---

(1) La lecture que j'ai faite du *Traité élémentaire d'anatomie
comparée, suivi de Recherches d'anatomie transcendante*, de M.
CARUS, ne m'a pas rendu plus favorable à l'hypothèse de la vie
universelle. L'exposition de cette opinion me paraît l'emporter sur
celle des autres théoristes, par l'application que M. CARUS en
fait à un grand nombre de circonstances de l'organisation, qui
sont très-curieuses et très-intéressantes, indépendamment des
manières dont on peut les interpréter. Ce travail consciencieux
donne à l'auteur un air de conviction qui contraste avec l'incrédulité
des sophistes, dont les systèmes sont des jeux. Mais ces honorables
qualités ne donnent pas plus de certitude ni plus de clarté à la
vie universelle, dont les parties sont toujours également in-
cohérentes, et dont les principes sont toujours en opposition avec
le sens intime. Il admet les substances spirituelles, principes d'unité
et d'intelligence. Mais quand il a fait ce pas, je ne vois pas à
quoi est bon le grand animal monde. Les faits d'organisations
sont pour lui des *lois*; mais les sceptiques ne savent pas si ce
sont seulement des *coutumes*. Il n'y voit jamais que *nécessité*;
eux, ils y voient de la *convenance*; mais pour la *nécessité*, ils ne
savent pas d'où la tirer. Il veut que les nerfs soient les représen-
tants de la substance spirituelle individuelle; et la physiologie est
à tout moment en combat avec cette idée...... En un mot, ce livre
m'instruit souvent dans le détail des faits, mais il me laisse tel
que j'étais au sujet de son hypothèse générale.

CINQUIÈME LEÇON.

———

Je vous entretiens depuis long-temps d'un départ qu'il convient de faire des idées médicales de divers ordres. J'ai fait une décomposition de la médecine en connaissances de cinq sortes. Dans la dernière séance, je vous ai parlé des *connaissances substantielles*, et j'ai commencé à donner un coup d'œil sur les *connaissances conjecturales*.

J'ai fait en sorte de vous donner une idée des théories générales hypothétiques de la nature humaine. J'ai dû vous faire remarquer, en passant, la différence qui existe entre l'opération mentale qui établit une proposition inductive, et l'opération qui imagine une hypothèse. Vous avez dû voir que, dans l'une, vous ne faites que constater des faits, épier la nature ; et que, dans l'autre, vous énoncez vos créations unies avec quelques faits.

Je vais, dans cette leçon, continuer et terminer
cette analyse.

Après avoir convenu de l'agrément que vous avez
pu trouver à l'acquisition de ces mélanges, je dois
vous engager à réfléchir sur la valeur des théories
hypothétiques par rapport à la science, afin que vous
soyez en état d'en parler avec connaissance de cause.
Dans l'intérêt de la médecine, je ne voudrais pas
que les hypothèses fussent la meilleure chose que
vous puissiez présenter au public ; dans le vôtre, je
ne voudrais pas que vous montrassiez ouvertement,
en faveur de la fiction, une préférence sur la réalité.

En votre âme et conscience, après avoir mis à
part vos goûts particuliers, vous devez être sûrs que
la science proprement dite ne se constitue intrinsèque-
ment que de propositions inductives, de lois générales, et qu'une pratique ne nous donne de la confiance que lorsqu'elle découle de ces mêmes propositions. Il faut le déclarer, et même le professer en
principe, lors même qu'on s'en écarterait dans l'usage.

Que peut-on dire en faveur des théories hypothétiques ? Vous entendez dire qu'elles sont utiles dans l'enseignement, pour lier les faits. Je ne suis pas bien convaincu de cet avantage ; néanmoins je ne veux leur
rien ôter de ce qu'on peut dire en leur faveur. Bien
plus, je crois y voir une utilité à laquelle il ne paraît
pas qu'on ait pensé. Comme il ne vous est pas permis d'être étrangers à l'histoire de la science que
vous devez étudier profondément, vous serez obligés

de connaître ces théories. Or, il me semble que, dans chacune, l'auteur a entrevu une vérité qu'il a convertie promptement en une erreur, soit en l'exagérant, soit en la noyant dans des fictions. Si l'on peut soupçonner ce rudiment de vrai, et le dégager de l'entourage qui l'étouffe, il convient de lui donner sa forme naturelle et de la rendre reconnaissable à tout le monde. En faisant la même opération à chaque théorie hypothétique, on finit par avoir dans son esprit une réunion de propositions vraies, qui font partie des fondements de la science de l'homme. De cette manière, chaque théorie hypothétique est, non la représentation de la réalité, mais son emblème, et la galerie de ces tableaux mensongers réveille dans l'intelligence les vérités les plus précieuses.

1° De la théorie médicale appelée le *mécanisme*, je puis tirer que, dans la constitution du système humain, je dois étudier avec soin le mécanisme qui en fait une portion importante. Les iatromathématiciens croient trouver dans cette machine le principe d'action vitale ; cette prétention est une chimère ; mais je dois les imiter en étudiant soigneusement un système que je verrai comme instrument et comme théâtre.

2° Je n'écouterai certainement pas les chimistes quand ils prétendront trouver une activité suffisante dans le jeu des affinités des molécules et dans les fermentations de l'agrégat humain ; mais les faits chimiques qu'ils ont observés ou qu'ils supposent dans ce système, me rappelleront souvent combien est faible le lien qui enchaîne les éléments dont il est formé ; ils me rappelleront que le maintien, la séparation et le rapprochement des molécules ont lieu sous des conditions et par des causes très-différentes de celles que la chimie nous fait connaître. Je diviserai la chimie en deux parties, en *chimographie*, ou description de tous les faits ; et en *chimologie*, ou système des lois et conditions des phénomènes chimiques. La première me prêtera ses analyses et son langage pour faire l'histoire des transformations qui s'opèrent dans les corps vivants ; et la seconde me servira pour faire ressortir les contrastes qui existent entre les lois physiques et les lois vitales.

3° Le *pneumatisme* paraît avoir été inventé pour réunir en système *individuel* l'ensemble des organes qui forment le corps humain : un fluide semble faire, sinon une unité, au moins une continuité qui l'imite jusqu'à un certain point. Les pneumatistes me rendront le service de rappeler à mon souvenir que le mécanisme du corps humain n'est pas assez étroitement engrené pour que le mouvement d'un organe se propage mécaniquement à d'autres : cet agrégat est une réunion d'instruments, assez attachés mutuellement pour qu'il n'y ait pas interversion de situation, mais assez libres pour que chacun puisse être considéré comme isolé. Ces théoriciens sont loin de me satisfaire en me présentant leur hypothèse ; mais, en la rejetant, je leur dois de la reconnaissance, puisqu'ils me rappellent que, dans le système ani-

mal, il existe un lien non physique qu'il faut reconnaître.

4° L'*animisme* révolte mon sens intime ; mais sa
théorie anticipée me rappelle sans cesse trois vérités,
unité actuelle du système, son individualité successive, son activité. Je ne puis adopter l'hypothèse ;
mais ces trois faits généraux, rédigés en lois, sont
incontestables, et il m'importe de ne jamais les perdre
de vue en médecine.

5° Le *solidisme* ne me montre que ce fait : que le
corps vivant est capable de réagir contre une impression. C'est ce que personne n'a jamais ignoré. Il
a le grand tort de s'occuper tellement de la *réaction*,
que bien des sectateurs doutent d'une *action spontanée*
de l'agrégat vivant.

6° L'*helmontisme* me rappelle une loi vitale que
l'*animisme* semblait devoir exclure : je veux parler
de la divisibilité du corps vivant individuel, et de la
susceptibilité de la réunion d'une partie séparée du
tronc. Comme, dans ce dernier phénomène, il faut
une coopération du segment et du tronc, l'idée d'une
cause spirituelle ne peut pas s'accommoder avec un
acte vital de la part du segment. Il n'en est pas de
même dans l'helmontisme. La cause active étant ici
représentée comme une sorte de confédération féodale,
un fief peut être séparé de la fédération ; mais il peut y
rentrer par le consentement du suzerain et du vassal.
Ainsi, cette hypothèse est le symbole de quelques faits
réels et essentiels qu'il est utile de ne pas oublier.

7

7° 8° 9° Pour ce qui regarde les théories hypothétiques doubles, j'ai de la peine à y trouver quelque
association d'idées qui soit usuelle en médecine. Cependant, comme je sens le besoin de lier toutes les notions
qui me viennent, ces théories me rappelleront les questions les plus ardues renfermées dans le quatrième
point de vue de la *Philosophie des sciences.* Je me
souviendrai de ce qu'il y a de sensé dans le livre
de *Abditis rerum causis* de FERNEL ; des travaux qui
ont eu pour objet les causes des épidémies insolites;
des idées de MEAD sur l'influence que les astres pourraient exercer sur l'homme. En même temps, je me
tiendrai sur mes gardes en pensant aux opinions stoï-
ciennes qui se sont répandues à plusieurs reprises
dans la médecine, qui ont prêché l'enchaînement *nécessaire, indispensable,* de tous les éléments de l'univers, qui ont fait soupçonner cette science d'être fau-
trice de la fatalité, et par conséquent de l'astrologie
judiciaire, de la divination, de l'art des extispices,
de l'anéantissement de la liberté.

Vous voyez, Messieurs, que je n'exclus pas du
territoire de la médecine les théories hypothétiques;
je ne cherche pas à les oublier, à en éteindre tout
souvenir : je les conserve, non comme faisant partie
essentielle de la science, mais comme monument.

C'est tout ce que je puis dire en faveur de ces
sortes d'inventions. Si vous voulez les examiner dans
leurs rapports avec la science, vous verrez comment
les apprécient les gens de l'art, et quelquefois les

auteurs eux-mêmes. 1° Il est des théories hypothétiques qu'on a voulu considérer comme *rigides* ; 2° il
en est qui ne tiennent à la science que par des liens
fort relâchés ; 3° il en est enfin qui sont extrêmement vagues.

1° Lors de la ferveur primitive du mécanisme,
du chimisme et de l'animisme, leur étude était fort
sérieuse. Le sectaire et les sectateurs se donnaient
des peines mortelles pour détirer la cause admise et
les faits à expliquer. Dans ces efforts, il se faisait de
part ou d'autre quelque rupture : cela donnait lieu à
un scandale, et les zélateurs travaillaient ingénieuse-
ment à tout rajuster. C'était le temps de l'*étroite obser-
vance.* Il ne reste plus aujourd'hui le moindre vestige
de cette foi. Les organiciens voudraient bien inspirer
de pareils sentiments à leurs adeptes ; ils ont assez
d'intolérance pour cela. Mais les faits auxquels ils
n'avaient pas songé les accablent à tout instant, et
les obligent à être moins exigeants.

2° Les pneumatistes et les anciens solidistes ont
toujours été de bonne composition. La doctrine était
érigée en principe, mais je ne pense pas qu'on ait
jamais rédigé une thérapeutique d'après cette idée.
Baglivi dit textuellement que lorsqu'il s'était occupé de ses recherches théorétiques, il avait eu quelquefois le projet d'en déduire des règles pratiques ;
mais que, lorsqu'il était près du lit du malade, il
ne voyait plus le moyen d'appliquer la doctrine au
cas ; qu'il oubliait tout *et ne se souvenait que de son*

Hippocrate. Il est digne de remarquer que CULLEN, dans ses Éléments de médecine pratique, divise chaque chapitre en trois parties, dont la première est une bonne histoire d'une maladie; la seconde une théorie hypothétique solidiste de cette maladie; la troisième l'exposition des diverses méthodes thérapeutiques reconnues utiles; que la seconde partie est toujours faite suivant cette formule : JE SUPPOSE *que la maladie provient d'une telle cause*; et qu'il n'y a presque jamais une relation sensible entre les méthodes curatives et la partie théorique. Aussi j'ai souvent conseillé aux jeunes gens de lire soigneusement l'ouvrage de CULLEN, en omettant dans chaque chapitre la partie moyenne.

3° Quant aux théories hypothétiques doubles, elles sont si vagues, si éloignées de la pratique médicale, qu'il est à peu près indifférent de les connaître ou de les ignorer. Leur plus grande utilité est de servir de mot de ralliement, au moyen duquel plusieurs personnes qui se conviennent puissent se réunir et se lier ensemble sous prétexte d'un intérêt commun. C'est un des besoins de l'esprit humain.

D'après ce que je vous ai dit sur les théories hypothétiques de la nature humaine, vous devez voir qu'elles ne font point partie essentielle de la science de la médecine pratique. Elles entrent dans un *système entier des connaissances médicales*; mais elles n'ont aucune autorité et que très-peu de considération. Si l'on a pu comparer l'encyclopédie médicale à la collection des lois d'une grande nation, on peut

comparer les hypothèses à quelques constitutions des
papes, qui sont annexées au grand Corps de Droit,
mais qui n'ont jamais eu force de loi, et dont la
confiance est allée en diminuant, jusqu'à ce qu'elles
sont tombées dans la nullité la plus parfaite. Ces or-
donnances sont appelées les *extravagantes ;* ce qui
signifie qu'elles sont *hors* du droit positif, et qu'il
est indifférent de les y joindre ou de les omettre.
Les médecins de tous les temps, qui ont senti la dignité et la gravité de leur art, et qui ont bien conçu
la véritable philosophie des sciences, se sont piqués
d'exclure l'hypothèse des fondements de la médecine.
Hippocrate nous en a donné l'exemple de bonne
heure. De nos jours, M. Alibert fait gloire de l'i-
miter en cela. « Je veux me signaler, dit-il, dans
» la science, par mon mépris sur les hypothèses,
» et par mon respect pour la vérité (1). »

Continuons notre analyse des propositions doctrinales de la médecine, parallèlement à celle que j'ai
faite des propositions de la chimie.

3° *Partie pratique tirée des connaissances substan-*
tielles, confirmée par l'expérience. Vous savez qu'il
existe une thérapeutique. Je désirerais pouvoir vous
faire comprendre *à priori* quelles sont les règles inattaquables que la science possède ; mais comme
elles dérivent d'une connaissance profonde de la pathologie interne, je risquerais de n'être pas entendu

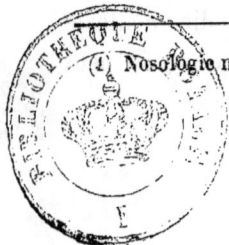

_____

(1) *Nosologie naturelle,* avertissement, p. iij.

d'une partie de mon auditoire. Je me contente de quelques remarques générales, d'après lesquelles vous présumerez qu'il peut y avoir des règles de traitement certaines et durables.

En chimie, une opération consiste souvent à gouverner un phénomène qui s'exécute naturellement. Une fermentation est un phénomène naturel, dont nous connaissons les conditions extérieures, et dont le résultat est prévu ; je cite la fermentation du raisin pressé, la fermentation de la pâte de farine de froment, celle du fromage. Que doit faire l'artiste ? Quand il est bien instruit de toutes les circonstances qui peuvent exercer une influence sur le travail naturel, il dispose les choses qui sont à sa portée de manière à rendre le résultat aussi sûr et aussi exact qu'il est possible. L'air, la température, le repos, le lieu, tout cela peut être réglé par lui. Comme il sait ce qu'il désire, il sait quel est le moment où il convient que la fermentation s'arrête ; la continuation du mouvement donnerait un résultat qui serait en opposition avec ses vues. S'il a des moyens pour borner la progression, il les emploie pour arriver à ce but.

Les maladies internes sont aussi des opérations naturelles dont l'expérience nous a fait connaître le cours, le terme et le résultat. Cette même expérience nous a appris quels sont les phénomènes qu'il serait utile de supprimer ; quels sont ceux auxquels il est nécessaire de laisser prendre tout le développement possible. Pour ces derniers, dont le résultat est la convalescence, le médecin sait quelles sont les conditions qui peuvent rendre l'opération aussi sûre et aussi avantageuse qu'il est permis de le désirer. Il sait aussi quelles sont les circonstances qui peuvent presser ou ralentir le mouvement, et il s'en sert pour arriver au but qui est le plus désirable. Les règles pour surveiller et gouverner ces opérations pathologiques, sont assez arrêtées pour que tous les médecins qui ont abjuré les thérapeutiques fondées sur les théories hypothétiques générales, agissent de la même manière.

Quand l'opération morbide spontanée est de nature à se terminer d'une manière fâcheuse ou funeste, l'artiste cherche s'il y a des moyens pour la supprimer. La thérapeutique a des ressources de cette espèce. Une profonde connaissance de la nature humaine en a suggéré quelques-unes ; le hasard en a fourni d'autres. La théorie inductive nous a fait penser que des commotions perturbatrices pouvaient arrêter les phénomènes successifs d'une maladie nerveuse : ainsi, des impressions alarmantes ont supprimé assez souvent l'épilepsie, la folie, l'hypocondrie. Un affaiblissement subit et extrême peut rendre impossible les fonctions de certaines maladies. La raison a proposé des saignées jusqu'au blanc dans des cas pressants ; l'expérience a confirmé ce conseil dans les inflammations réactives, dans le rhumatisme aigu, dans des fluxions impétueuses. Des esprits attentifs à toutes les choses qui peuvent intéresser l'humanité, se sont

aperçus que certaines substances modifiaient le système vital de l'homme, de manière à y détruire
certains états morbides : par exemple, ils ont vu que
le quinquina dissipait le génie périodique ; que le
mercure faisait disparaître la syphilis ; que le virus
vaccin préservait un individu de la petite vérole.
Ces bonnes fortunes ont constitué des méthodes spécifiques, et nous ont confirmés dans le point de pathologie qui concerne les *affections* morbides ; elles
nous donnent aussi l'espérance de voir des trouvailles
pareilles sanctionner nos autres lois médicales et les
règles thérapeutiques qui en découlent.

Personne ne doute que l'action des choses qui composent le monde extérieur ne puisse déterminer en
nous des maladies, soit réactives, soit affectives. Ces
dernières sont particulièrement les maladies épidémiques, ou tempestives, ou insolites, ou endémiques.
Mais si des impressions longues, exercées sur notre
corps, ont pu modifier le système vital d'une manière défavorable, est-il surprenant que des impressions différentes ou même contraires puissent
faire disparaître ces modifications, soit en les cor-
rigeant, soit en en introduisant d'opposées? Ce que
le bon sens suggère est confirmé par l'observation.

Une même maladie peut être guérie par diverses
méthodes. Vous savez bien que la chimie vous présente la même circonstance dans ses pratiques : des
procédés différents nous donnent des produits pareils.

Cette diversité de résultats ne préjuge rien ni contre l'une ni contre l'autre de ces sciences pratiques.

Tout ce qui m'intéressait aujourd'hui, dans cet article, c'était de vous faire sentir qu'une partie pratique pouvait être déduite des connaissances substantielles de la science, sans avoir, pour la construire; plus besoin d'hypothèses qu'il n'en a fallu pour établir les propositions fondamentales. Si je suis parvenu à rendre présumable une idée que je ne pouvais pas encore démontrer, j'ai atteint mon but pour le moment.

4° *Pratique conjecturale.* La thérapeutique que je viens de vous indiquer émane de sources que la raison et l'expérience ont ouvertes. Les médecins instruits ne comptent que sur celle qui a cette origine : toute autre est précaire. Ces mêmes hommes ne cessent de vous le dire; et, d'après ces préceptes, vous pourrez réclamer contre les accusations de versatilité, de crédulité, de superstition, d'astrologie judiciaire, et autres, dont on a chargé non-seulement les médecins, mais encore la médecine elle-même.

La science n'est pas responsable des opinions bizarres des personnes qui la cultivent. Si des théoristes, attachés aux hypothèses, proposent des thérapeutiques déduites de ces idées, restez persuadés que la majorité des praticiens ne les apprécie que comme des tentatives éphémères. Si quelques hommes éminents dans la médecine ont payé un tribut aux préjugés de leur siècle, ces faiblesses individuelles n'ont point gâté le

dépôt des connaissances substantielles. Vous savez
que, quoique les vérités médicales ne soient pas inal-
liables, elles sont incorruptibles. Aussi les bons esprits
peuvent toujours faire à volonté le départ que je vous
recommande.

Ce qui trompe les étrangers est, vraisemblablement, le soin que nous avons de consigner dans
nos recueils tous les faits de guérison qui ont été
suffisamment constatés ; ils s'imaginent que tout est
adopté sans critique. Ils ne savent pas faire une distinction qui est l'âme de notre conduite : c'est de
rendre le résultat indépendant des motifs pour lesquels
il a été entrepris. La réussite n'est pas pour nous
la sanction de l'hypothèse générale qui l'avait dirigée :
c'est un fait qui est mis à côté de tous ceux du même
ordre, afin que de l'ensemble nous puissions déduire
une induction certaine et féconde. M. Chrestien avoue
que l'emploi de l'or contre la syphilis lui fut suggéré
par la théorie mécanique, où l'on dit que la matière
syphilitique est une substance grossière qui obstrue
les petits vaisseaux : il lui a semblé que l'or étant
le plus pesant des métaux, d'après l'état alors actuel
de la physique, devait chasser devant lui les sucs
coagulés, et que son extrême division le rendrait
fluide, pénétrant, coulant. L'expérience ayant été faite
assez souvent pour n'avoir plus de doute, l'auteur
s'est joint aux médecins raisonnables pour se moquer
ensemble de la théorie ; tous ont conservé le fait, et
ont inscrit le moyen comme utile dans les cas déter-

minés : dans la suite, on verra s'il convient de le considérer comme spécifique, comme perturbateur, ou comme analytique. Rien ne presse ; provisoirement on peut s'en servir.

Quoique l'organicisme soit une théorie générale, hypothétique ; que, par conséquent, sa thérapeutique n'inspire aucune confiance ; que M. BOUILLAUD lui-même n'ait pu louer de la *révolution* médicale, que la destruction de la médecine antérieure : les praticiens attachés à la méthode de l'induction se tiennent continuellement au courant des faits thérapeutiques remarquables, sauf à les interpréter à leur aise. S'ils sont timides dans leurs tentatives, ils sont clairvoyants dans les faits que publient des hommes plus hardis ou téméraires. Les essais sur l'application des sangsues en grand nombre, sur les poisons à haute dose, sur le tartre stibié en grande quantité, leur fournissent une *sylva sylvarum* empirique, une *pépinière médicale* qu'ils exploitent provisoirement au moyen de la *statistique* (grand pouvoir des chiffres, comme vous savez), en attendant que l'interprétation légitime puisse enrichir les détails de la science, et rendre hommage à la solidité et à la fécondité de ses principes.

5° *Partie technique individuelle.* Le respect des médecins sages pour les faits les oblige à se conduire envers les particuliers comme envers les sectes. Un homme qui s'éloigne des règles rationnelles et qui abonde dans son sens, ou qui dupe le public, ne peut

évidemment pas être pris pour exemple quand il
s'agit d'apprécier la constance et la solidité de la
médecine. L'art le rejette de son sein, et ne veut
partager ni ses punitions, ni ses triomphes éphémères. Mais la médecine est toujours attentive à
l'acquisition des faits, quelle que soit l'origine qui
leur a donné naissance. Elle conserve les récits suffisamment attestés, non-seulement quand ils sont probables, mais encore quand ils ne sont pas impossibles.
Ne vous imaginez pas qu'elle veuille favoriser la superstition ; mais elle recueille les effets de la croyance
aux amulettes, aux cérémonies mystérieuses, parce
qu'il lui importe de connaître le degré de l'influence
que les affections du sens intime peuvent exercer sur
le système vital.

Gardons-nous donc de confondre la pratique de
quelques individus avec les canons prescrits par la
science. Le vulgaire ne connaît, de toute la médecine,
que le *métier* ; et comme celui-ci est sujet aux erreurs et au mécompte, il ne cesse de dire que la
science est toute *conjecturale*. Dans la réalité, on ne
peut pas employer cette expression pour les dogmes
fondamentaux, ni pour les règles thérapeutiques : ces
propositions, rédigées avec exactitude, n'expriment
que des résultats immédiats des faits. Prises généralement sans application, elles sont très-certaines.
Mais quand il s'agit de les mettre en pratique dans
un cas déterminé, elles sont aussi exposées à l'erreur

que les règles de la politique, de la jurisprudence, de l'art militaire.

Est-il juste d'imputer à la médecine les faiblesses, les travers d'esprit, la perversité ou les vices de ceux qui l'exercent ? Des hommes graves sont tombés dans cette erreur. De ce que des charlatans qui ont eu une vogue prodigieuse, et qui ont acquis une fortune scandaleuse, ont donné le spectacle de deux pratiques exclusives et opposées ; de ce qu'un babillard CHRYSIPPE a substitué des pratiques frivoles aux méthodes de ses devanciers ; de ce que THESSALUS a insulté avec impudence tous les médecins passés et présents, s'est vanté d'être le fléau de tous ses confrères, et a ordonné même d'inscrire sur son tombeau le titre d'*iatronicos* (vainqueur des médecins) ; de ce que CHARMIS a prétendu guérir toutes les maladies sans exception au moyen des bains froids.... PLINE conclut que la médecine est inconstante, incertaine, n'ayant aucune règle fixe. Il était plus naturel de dire que, dans toutes les classes de la société, il y avait un très-grand nombre d'individus qui sont dupes, et peu capables d'apprécier les hommes sous les points de vue qui les intéressent le plus.

On rit en voyant ORGON, qui, indignement trompé par TARTUFE, s'écrie :

> C'en est fait, je renonce à tous les gens de bien ;
> J'en aurai désormais une horreur effroyable.

Mais il me semble que la conclusion de PLINE est

encore plus ridicule : car, au moins, ORGON n'avait horreur que des *gens de bien*, et il ne s'attaquait pas à la vertu ; tandis que le naturaliste latin ne se contente pas de faire justice des médecins, mais qu'encore il immole la médecine elle-même.

En morale, la première vertu est la justice ; en philosophie, la première qualité est la justesse. Exercez-la envers la médecine. Ne rendez pas cette science pratique responsable des méfaits de ses suppôts. Elle ne prescrit rien de déraisonnable. Elle cherche à s'éclairer continuellement, même par les sottises des dupes et par les stratagèmes des fripons. Elle pense, sans doute, comme l'apôtre : *oportet hœreses esse : il faut qu'il y ait des hérésies.*

TROISIÈME PARTIE.

SIXIÈME LEÇON.

SOMMAIRE.

*Exemples de propositions doctrinales très-anciennes qui ont été ad-
mises et conservées dans la science, et qui sont le fondement de la
seule médecine pratique que la philosophie avoue d'après l'état
actuel de nos connaissances.*

I. *Séparation de la médecine d'avec la* PHILOSOPHIE DES CAUSES PRE-
MIÈRES. C'était précisément cette science abstruse qui occupait le
plus les penseurs grecs dans le temps d'HIPPOCRATE : doctrine de
THALÈS et PYTHAGORE, de TIMÉE de Locres, des Eléates, d'EM-
PÉDOCLE, de DÉMOCRITE. Chaque sectaire appliquait ses idées à
l'étude de l'homme ; mais une pareille application bouleversait
continuellement la morale et la médecine. HIPPOCRATE sentit que
si l'on voulait former la médecine sur de tels fondements, elle
serait toujours à faire, et il eut le bon esprit de prendre une autre
base. L'histoire nous prouve qu'il a eu raison ; car, après vingt-
deux siècles de disputes, les opinions arbitraires dont il s'est dé-
barrassé en sont encore au même point. Exposition du panthéisme
des Eléates, tel qu'il a été reproduit par STRATON de Lampsaque.
C'est une forme de la *vie universelle.*

II. *Commerce entre la médecine et les parties de la philosophie autres que la recherche des causes premières.*

III. *Ligne de démarcation entre les connaissances qui sont à notre
portée et celles qui ne le sont pas.*

IV. *Empirisme raisonné.* En l'admettant comme la seule manière
de procéder à la formation de la médecine, HIPPOCRATE a été le
précurseur de BACON. On ne devrait pas l'oublier dans l'histoire
de la philosophie. Ceux même qui ont suivi une méthode différente, ont en principe admiré la sienne.

Dans la seconde partie de mon projet, j'ai cherché
à vous faire voir combien il nous importe de faire
un triage dans l'ensemble des idées qui composent

le système de la médecine; et je vous ai présenté
quelques réflexions qui pouvaient vous aider à faire
cette opération mentale. A présent que nous sentons
le prix et l'utilité des propositions inductives, *des
lois générales*, pour fonder la science de la médecine
pratique, nous pouvons passer à la troisième partie
du programme, dont je rédige ainsi le titre :

III. *Exemples de propositions doctrinales très-anciennes qui ont été admises et conservées dans la science,
et qui sont le fondement de la seule médecine pratique
que la philosophie avoue, d'après l'état actuel de nos
connaissances.*

Les propositions dont je veux vous entretenir, et
que je nomme *pérennes* (1), sont des propositions
générales qui ont été admises d'après des raisons
suffisantes, que la grande majorité a adoptées, qu'elle
n'a jamais réfutées, qu'elle a pu oublier, mais qu'elle
n'a jamais rejetées.

Je dis *la grande majorité*; on sait qu'il n'y a pas
de vérité physique, physiologique, métaphysique,
qui n'ait été niée par quelque esprit de contradiction.
Il n'en est point d'*universellement* admise; les plus
heureuses ne peuvent se glorifier que de leur *géné-
ralité*.

Ainsi il n'y a point de proposition médicale qui

_____

(1) Ce mot n'est employé qu'en botanique. *Perennel*, employé
dans le même sens (NICOT, *Noms modernes*), a trop vieilli pour
que j'aie osé m'en servir.

n'ait été rejetée, ou implicitement ou explicitement, de la part de ceux qui nient la réalité de la mé-decine.

Mais celles dont je vais donner des exemples doivent être considérées comme pérennes, quand elles ont les conditions dont je viens de parler, nonobstant le silence ou la dénégation des auteurs mal informés des vrais principes de la médecine hippocratique, de ceux qui les ont volontairement oubliés, et de ceux qui les décrient pour y substituer une médecine de leur façon. Quand on veut compter les voix sur un dogme, on n'interroge ni les infidèles, ni les apostats, ni les hérésiarques.

La pérennité de ces propositions suppose leur an-cienneté. Si je devais en faire l'énumération complète, je n'en admettrais pas une qui n'eût subi l'épreuve du temps. La plupart dateraient d'Hippocrate ou des autres anciens princes de la médecine. Il ne serait pas toujours aisé d'en déterminer les auteurs ; mais ce point de l'histoire médicale, quoique fort im-portant, ne serait pas indispensable pour mon objet. Pourvu que la tradition de ces propositions soit ancienne et générale, on n'exigera pas rigoureuse-ment la désignation des premiers qui les ont for-mulées.

Si l'on entreprenait un catalogue des propositions médicales pérennes, il conviendrait d'y ajouter les vérités qui sont étroitement liées avec les premières, et qui sont admises sans balance par ceux qui sont

familiers avec les dogmes de la science, quoiqu'elles
n'aient jamais été rédigées. Ces vérités, implicitement comprises dans les précédentes, étaient connues par l'intelligence avant qu'elles eussent reçu
un nom. On peut appliquer à toutes les vérités médicales inédites l'excellente réflexion que M. DOUBLE
a faite au sujet de quelques sentences séméiotiques
nouvellement énoncées dans son beau livre (1). Ces
nouveaux pronostics, dit-il, « sont surtout remar-
» quables par cette extrême simplicité, par ce ton
» de vérité qui laisserait croire qu'on les a connus
» de tous les temps; mais il sera aisé de se con-
» vaincre qu'ils n'ont été consignés nulle part. Sans
» doute plusieurs praticiens les auront entrevus avant
» moi........ En général, l'esprit de l'homme est
» naturellement plein d'une foule d'idées confuses
» du vrai que souvent il n'a fait que pressentir;
» et rien ne lui est plus agréable que lorsqu'on lui
» offre quelqu'une de ces idées bien éclaircies et
» mises dans un beau jour. Qu'est-ce qu'une pensée
» neuve, brillante, extraordinaire, dit BOILEAU? Ce
» n'est point, comme se persuadent les ignorants,
» une pensée que personne n'a jamais eue, ni dû
» avoir; c'est au contraire une pensée qui a dû venir
» à tout le monde, et que quelqu'un s'avise d'ex-
» primer le premier. » Tout homme qui a profondément étudié la médecine, doit avoir dans sa tête

_____

(1 Séméiotique générale; 1811, t. 1. Discours préliminaire.

des vérités de ce genre dont il n'osera pas se vanter,
qu'il n'énoncera que lorsqu'il en sera requis, ou lorsqu'il se croira obligé de les déclarer comme pour pro-
tester contre les erreurs contraires ; pour lesquelles il
n'exigera ni éloge ni reconnaissance, et auxquelles il
craindrait de faire injure en les accompagnant de leur
démonstration.

Il s'agit de vous présenter des principes purs,
dégagés d'hypothèses, de prescriptions, de cas particuliers. Mes fonctions sont de vous faire voir sérieusement ce que J.-J. Rousseau nous défiait avec raillerie
de lui montrer. Dans sa diatribe contre la médecine,
il lâche ce sarcasme : « On me dira, comme on fait
» sans cesse, que les fautes sont du médecin, mais
» que la médecine elle-même est infaillible. A la
» bonne heure; mais qu'elle vienne donc sans le
» médecin : car, tant qu'ils viendront ensemble, il
» y aura cent fois plus à craindre des erreurs de
» l'artiste, qu'à espèrer du secours de l'art. » Je le
prends au pied de la lettre : je vais vous montrer la
médecine sans médecin. Je l'imiterai; je ferai pour
notre art ce qu'il a fait pour la politique : je la
présenterai en principes et en règles, et non réduite
en action par des praticiens, comme il nous a présenté
la philosophie des pactes sociaux en lois fondamentales, sans comices, sans peuple déterminé, sans
gouvernement, sans ministre.

En vous exposant quelques réflexions sur l'identité
des principes fondamentaux de la médecine interne

depuis Hippocrate jusqu'à présent, je n'ai pas prétendu vous dispenser de lire l'ouvrage de Barker
sur cette matière. Mon intention a été, au contraire,
d'abord de faire naître en vous l'envie de le connaître ; ensuite de renforcer cette thèse en ajoutant
à la pérennité des préceptes, l'indication des lois fondamentales qui les motivent.

I. Le premier bienfait que la médecine doit à
Hippocrate, c'est sa *séparation d'avec la philosophie,
et son indépendance d'avec les opinions variées des philosophes.*

Depuis Thalès, les savants flottaient entre un grand
nombre de systèmes différents, imaginés pour expliquer l'origine de tous les êtres de la nature, et
pour donner une base à la conduite de l'homme.
Pour bien concevoir le service qu'Hippocrate a rendu
à la médecine, il faut voir les relations qu'elle avait
alors avec la philosophie.

Au temps d'Hippocrate, la philosophie avait une
forme générale à peu près semblable à celle qu'elle
a toujours conservée. On y reconnaissait les sept divisions principales suivantes. I° La logique, ou l'art de
rechercher mentalement la vérité. Si l'on n'en avait
pas formulé toutes les règles, si l'on avait peu réfléchi
sur l'origine de nos connaissances, on s'était exercé
à raisonner juste, et l'on savait distinguer la dialectique droite d'avec l'art des sophistes.

II° La psychologie. Les philosophes ne se contentaient pas d'analyser les fonctions qui s'exercent

dans le sens intime ; mais ils formaient journellement des conjectures sur l'essence de l'âme.

III° La mathématique doit assez à PYTHAGORE pour qu'elle ait figuré honorablement dans l'ancienne philosophie.

IV° La philosophie naturelle , ou l'interprétation de la nature, était appelée alors la physique ou la physiologie. Plusieurs des philosophes de l'antiquité avaient été surnommés *physiciens*, pour les distinguer de ceux qui se livraient de préférence à l'étude des sciences morales.

V° La philosophie morale me paraît avoir été plus cultivée dans le temps d'HIPPOCRATE , que les sciences physiques : car les parties que je vais rappeler semblaient avoir été créées dans la vue de rendre la morale ou plus austère ou plus relâchée.

VI° La théorie de l'univers, ou la cosmologie, a occupé tous les savants de ces époques. Les philosophes et les poètes célébraient la cosmogonie, ou la formation du monde. Ils ne se contentaient pas de cela : ils aspiraient à en deviner la *cosmodioicèticè*, c'est-à-dire l'économie. Quoique les opinions de l'*épacolouthèse*, ou de la conséquence nécessaire des événements, et de la *pronoïa*, ou de la providence, aient été vraisemblablement érigées en systèmes beaucoup plus tard , elles ont été énoncées et mises en présence dès l'origine de la philosophie.

VII° La partie la plus abstruse de la science , c'est la philosophie des principes des êtres , ou des causes

premières. La difficulté du problème aurait dû rebuter
les plus sensés. Car, comme l'a dit un moderne :
« Le temple est ouvert à tous, et le sanctuaire fermé.
» Quand le philosophe veut faire un pas de plus
» que le vulgaire, la majesté du lieu semble le re-
» pousser et le rejeter dans la foule (1). » Cependant
il y a peu de sujets que les penseurs Grecs aient
autant agités. Aussi de bonne heure la philosophie fut-
elle inondée de théories hypothétiques dont la poésie
a fait ses profits, où la morale et la licence ont également trouvé des autorités, et dont les sciences physiques n'ont tiré aucun avantage.

Entre les doctrines de ce dernier genre qui avaient
le plus de célébrité dans le temps d'Hippocrate, on
peut distinguer : 1° celle de Thalès et de Pythagore ;
2° celle de Timée de Locres ; 3° celle des Éléens
ou Éléates ; 4° celle d'Empédocle ; et 5° celle de
Démocrite.

1° L'idée principale de la première, que l'on
croit avoir été puisée dans l'Égypte, et qui semble
être un souvenir des dogmes enseignés par l'auteur
le plus ancien que l'on connaisse, est que le principe des êtres est une intelligence puissante, éternelle, nécessaire, qui, par la pensée, a tiré du
néant toutes les substances actuelles, et qui les a
disposées pour en former l'univers.

A cette idée, qui est très-claire, Pythagore en

---

(1) L'abbé Batteux, Histoire des causes premières.

joiguit une autre qui est fort obscure pour nous, et qu'il enseigna comme un objet d'une grande importance : je veux parler de la puissance qu'il attribua aux nombres. A nos yeux, les modes de la grandeur sont des manières d'être que l'on peut comparer et apprécier; mais il ne nous est pas possible d'y voir un principe d'action. Aussi quelques interprètes n'ont pas osé déterminer si ce philosophe a considéré les nombres comme des causes premières, ou seulement comme des types ou signes (1).

2° TIMÉE de Locres, élève de PYTHAGORE, fit une addition à la théorie du maître. Au lieu de supposer que DIEU agit directement sur les corps de l'univers, il admit une force intermédiaire qui les pénètre, qui établit la liaison entre l'*unité* divine et la *multiplicité* : c'est cette cause motrice qui est le principe de l'*harmonie* nécessaire pour la conservation de l'ensemble.

3° Les Éléates fondaient en un seul être éternel et le monde qui tombe sous nos sens, et la puissance cachée qui le gouverne. Leur doctrine avait le plus grand rapport avec celle que SPINOSA a soutenue long-temps après. Il n'y a pas d'autre dieu que l'univers qui agit par des lois nécessaires, comme un agrégat vivant, qui en est partie, exécute la série de ses phénomènes en vertu de sa nature, sans qu'aucune intelligence les règle.

---

(1) DACIER, vie de PYTHAGORE.

4° EMPÉDOCLE trouvait le principe des êtres dans la matière, qu'il prétendait être éternelle. Les éléments qui la forment sont de quatre espèces. Leur mélange a constitué le chaos. Mais il y avait dans ce chaos divers principes d'action qui ont tout organisé : d'abord le feu, qui est divin, puis l'amour; enfin, la discorde, et le hasard.

5° Tout le monde sait que DÉMOCRITE est ou l'inventeur ou le premier apôtre de l'atomisme. La matière est éternelle. Ses éléments sont des atomes de diverses figures. Ses éléments, se rencontrant fortuitement dans l'espèce, forment des agglomérations qui constituent les différents corps de l'univers, les astres, les planètes, la terre, les animaux, etc. Le sens intime, ou l'âme des agrégats vivants, n'est que le résultat d'une coagulation de certains atomes. L'univers entier a une âme pareille qui est susceptible de jeunesse, de virilité et de vieillesse, et par conséquent de mort et de destruction.

Il ne faut pas croire que ces cinq doctrines, qui régnaient à cette époque dans la Grèce, fussent pures dans les têtes des fidèles respectifs, et que chacun s'en tînt strictement aux dogmes du fondateur : après avoir professé une secte, le disciple en retranchait ce qui lui déplaisait, y ajoutait ce qu'il avait imaginé, amalgamait des hypothèses différentes, et en formait une doctrine hybride. Il en arrivait que les systèmes sur les causes premières paraissaient être prodigieusement nombreux, et qu'il n'y avait pas deux philosophes qui fussent complètement d'accord. Ainsi, quand on a cherché à ramener les théories à cinq, on a procédé comme l'on agit en botanique lorsqu'on institue des genres autour desquels on place les espèces et leurs mulets.

On sait que, dans tous les temps, l'homme a été considéré comme le *monde en raccourci*, et que les systèmes de philosophie ont été constamment appliqués à l'étude de cet être. Ainsi, chaque sectaire l'a vu à sa manière. PYTHAGORE, qui voyait dans l'univers une *unité* qui est DIEU, et une *multiplicité* qui est la *matière*, a vu dans l'homme une association analogue, composée d'une substance essentiellement *unitaire* qui est l'esprit, et un agrégat *multiple* qui est l'ensemble des organes. Ces éléments doivent se comporter dans cette association, comme les éléments du grand monde se comportent dans le gouvernement de l'univers.

TIMÉE ne différait pas essentiellement de son maître sous ce rapport. Car s'il a placé entre l'esprit et les organes une *force motrice* pour le monde, PYTHAGORE l'admettait aussi ; il lui avait même donné un nom, qui est celui de *char subtil de l'esprit*, ou d'*ombre*. Cette manière de concevoir l'homme laisse apercevoir d'avance que cet agrégat sera susceptible de deux arts pratiques, savoir : de la morale et de la médecine. Puisqu'il est complexe, que l'esprit constitue un *moi* susceptible d'impressions faites par le *non-moi* ; et que la force motrice qui agite le sys-

tème des organes en constitue une sorte de personnalité, on voit que cet assemblage peut recevoir des
modifications variables à volonté.

Les Éléates, imbus de leur panthéisme, ne virent
dans l'homme, comme dans tout autre agrégat,
qu'une portion de Dieu qui est absorbée dans les
lois générales du tout, sans qu'il y ait en elle aucune force spéciale qui lui donne une individualité,
qui lui accorde un véritable *moi*. De cette opinion, qui
est en guerre contre un sens intime pénétré de sa personnalité et de sa liberté, il s'ensuit qu'un homme n'est
qu'un grumeau de l'ensemble général, grumeau dont
la vie est fondue dans celle du monde, puisque l'univers n'est que la forme sensible de la divinité. On
voit que, d'après l'idée de ce torrent qui nous en-
traine, la morale et la médecine sont nulles.

Aux yeux d'Empédocle, le premier homme est
provenu d'un œuf, c'est-à-dire d'un chaos semblable
à celui d'où le monde est éclos. Si cet œuf n'est
pas resté dans l'état primitif, c'est que le feu, associé avec l'amour et la haine, a développé cet ensemble : c'est de ces principes d'action qu'ont découlé les qualités primitives, la chaleur, l'humidité,
le froid, le sec, et les qualités secondaires, le doux,
l'amer, l'insipide, l'âcre, etc. La perfection de l'a-
grégat est le résultat d'une constitution normale des
éléments. Or, comme diverses causes extérieures peuvent changer les proportions actuelles de ces éléments, il est évident qu'il peut y avoir des arts de

modifier l'esprit et la santé de l'être vivant : tout
ce qui peut altérer les qualités secondaires ou primitives de l'agrégat, est un moyen de morale ou de
médecine.

Quant aux atomistes, l'homme est pour eux une
coagulation d'atomes, susceptible de changements par
la condensation ou l'expansion de ces corpuscules.
Conséquemment le corps vivant, susceptible de deux
altérations anomales, est aussi susceptible de deux cor-
rections; savoir : du relâchement et du resserrement.
C'est tout ce que le raisonnement indique d'après la
théorie, soit pour la morale, soit pour la santé.

La philosophie des causes premières bouleversait
donc continuellement la philosophie naturelle, la morale et la médecine.

HIPPOCRATE sentit que les diversités d'opinions dont
il était témoin n'étaient pas conciliables. Il dut pré-
voir que ces disputes seraient éternelles; et que si
l'on ne voulait former la médecine que sur la solution de ces questions, elle serait toujours à faire.
Il pensa donc sérieusement à la rendre indépendante
de ces suppositions pour lesquelles les gens sensés
ne pouvaient avoir ni attachement ni estime.

Il eut le bon esprit de la former selon une direction fort différente de celles que suivaient ses contemporains; au lieu de commencer à établir des principes généraux pour descendre aux détails, et pour
appliquer ces principes aux faits médicaux, il aima
mieux examiner directement les mêmes faits dans

l'homme, en déduire les causes immédiates par le
moyen des inductions, et combiner ensuite les connaissances de ces causes pour en tirer d'autres conclusions d'ordres plus élevés. En un mot, au lieu
d'aller chercher des causes ou principes fort incer-
tains aux quatre coins de l'univers pour les ajuster
avec les principes locaux, il fit en sorte de reconnaître ces principes locaux d'après leurs effets dans
l'agrégat où ils résident, sauf à travailler, dans la
suite, à la jonction des principes locaux et des principes généraux, en allant du système particulier au
système universel, de l'homme au grand monde.

HIPPOCRATE pensa bien qu'avant d'arriver à la rencontre de ces deux sciences, il aurait établi une médecine pratique dont l'humanité aurait ressenti les
bienfaits. Il s'avisa donc de séparer la médecine d'avec
ces grandes controverses, et de la rendre indifférente
aux questions de savoir ce qui doit l'emporter du
matérialisme ou du spiritualisme, de l'atomisme ou
du panthéisme, etc.

DIGRESSION.

Si l'on veut jeter un coup d'œil sur l'histoire de
la philosophie, on sentira combien HIPPOCRATE avait
eu raison de séparer la science qu'il a fondée d'avec
celle des causes premières. En mettant à part l'idée
d'une cause éternelle, intelligente, nécessaire, créatrice, rémunératrice, vengeresse, idée qui est la plus

ancienne, que l'immense majorité des hommes conserve toujours sans en parler, que PYTHAGORE avait exprimée, et qui doit être celle du sens commun : les opinions arbitraires sur lesquelles les philosophes se disputaient du temps d'HIPPOCRATE se sont reproduites successivement dans le cours des siècles, sans que les spéculatifs aient pu s'entendre.

Il semble que des opinions arbitraires devraient être en nombre infini : on croirait, en effet, que la vérité n'a qu'une forme, tandis que l'erreur doit n'avoir pas de bornes dans sa variété. Mais l'expérience nous fait voir qu'il n'en est pas ainsi ; que l'esprit humain est circonscrit dans ses créations, et que, s'il veut toujours changer, il est réduit à les disposer dans un cercle qui tourne devant les époques. Nous revoyons toujours les six ou sept théories anciennes, comme si l'imagination était épuisée. Cela rappelle ce que l'on a dit des monstres. On croyait d'abord que leurs formes étaient infinies : HALLER, M. BLUMENBACH et BARTHEZ, ont avancé que ces aberrations peuvent être ramenées à des genres et à des espèces, et que, par conséquent, elles sont soumises à des lois pathologiques invariables. On sait ce que MM. GEOFFROI-S'-HILAIRE père et fils ont fait pour établir ce principe. Les anomalies de l'esprit sont-elles donc sujettes à la règle comme celles de la force vitale, et ce rapport n'est-il pas une ressemblance de plus entre les deux puissances actives du système humain ?

Comme, entre les affections morbides vitales, il en est de plus fréquentes que d'autres, il est aussi des opinions ou fantaisies philosophiques qui se présentent plus souvent dans le cours des siècles. Le *panthéisme* ou le *naturalisme* des Éléates me semble être celui à qui l'on a donné le plus de lettres de surannation. Après avoir été énoncé et soutenu près de deux cents ans avant HIPPOCRATE, un des élèves d'ARISTOTE, STRATON de Lampsaque, le rajeunit trois ou quatre siècles après, et le formula de manière à le rendre plus populaire. Il a été oublié plusieurs fois : aussi plusieurs sophistes de divers temps se sont fait un nom en le modernant avec plus ou moins d'habileté et en lui donnant plus de profondeur, c'est-à-dire plus d'obscurité et partant plus de dignité. AMMONIUS SACCAS, PLOTIN, TÉLÉSIO, PATRIZZI, GIORDANO BRUNO, SPINOSA, ne sont guère connus que par de nouvelles éditions de cette vieille idée ; et je suis porté à croire que quelques auteurs allemands modernes, qui veulent fonder les causes premières sur l'*absolu*, diffèrent de ceux que je cite, plus par quelques mots que par le fond des choses.

Les idées fondamentales de STRATON et des Éléates me paraissent pouvoir se réduire aux principes suivants :

1° Réunir sous le titre d'*unité* trois ou quatre acceptions différentes : celle que le sens intime éprouve en lui ; celle que nous apercevons dans un agrégat vivant en tant que vivant, dont les parties obéissent à une loi vitale ; celle qui exprime l'association de plusieurs molécules rassemblées par la cohésion physique ; l'acception figurée qui rappelle la relation qui lie les membres d'une compagnie.

2° Considérer comme deux attributs d'un même sujet deux idées distinctes ; savoir : l'*étendue* et la *pensée*.

3° Exclure de la formation et de la conservation de l'univers toute puissance créatrice intelligente hors de cet univers.

4° Expliquer tout ce qui se passe physiquement, physiologiquement, moralement, par la *jonction* des molécules de la matière, et ne pas y reconnaître d'autre principe d'unité que cette association.

5° Assimiler l'univers à une plante qui se ramifie.

6° Réunir sans distinction, sous le titre de *vie générale*, toutes les forces actives de l'univers.

7° Admettre dans toutes les portions de la matière cette même *vie*, ou une vie moléculaire immanente dans la *vie universelle*.

8° Attribuer aux molécules des qualités diverses, et ne voir d'autre différence entre les agrégats que celle qui provient de la diversité de ces molécules élémentaires.

9° Admettre l'*amour* dans les molécules et dans les corps qui composent le globe terrestre.

10° Dériver toutes les espèces de quelque règne que ce soit, ou de l'activité plastique et solitaire de la terre, ou de ses amours avec les objets ambiants, ou des relations mutuelles du même genre entre les corps qui la composent.

La doctrine de STRATON a été contractée par BAT-TEUX, dans le dixième mémoire *sur le principe actif de l'univers* (1). On trouve dans ce travail presque toutes les assertions que je viens d'émettre.

1° BATTEUX ne prononce pas explicitement la première proposition. Mais l'abus de l'expression *unité* était la devise des écoles éléatiques. A la différence de celle de PYTHAGORE, *un* ne représentait que DIEU, ou l'âme humaine, et *deux* toute substance matérielle ; elles trouvaient dans toute chose *unité* et *pluralité*. « Chaque objet est unité et multiplicité », dit PLOTIN (2) ; mais en commentant son aphorisme, on voit qu'il ne l'applique qu'aux corps, aux agrégats. « Il en est autrement pour l'âme, substance » inétendue, immatérielle, être simple sans corps. » Les Stratoniens modernes répètent souvent la proposition de PLOTIN, sans y ajouter l'exception. Ils la reproduisent absolue ; ils la regardent comme une clef de leur science. Cette affectation de présenter à tout propos ce mot *unité* dont la définition est double, qui, au propre, signifie une chose qui est indécomposable (le sens intime), et au figuré une mul-

---

(1) Mém. de littérature tirés des registres de l'Académie des inscriptions et belles-lettres, t. 57°, p. 222.

(2) TENNEMANN, Manuel de l'histoire de la philosophie, trad. de M. COUSIN, t. 1, § 212.

tiplicité collective, décèle l'intention de tout brouiller en philosophie. C'est, en effet, un exemple frappant des sophismes que la logique de Port-Royal désigne sous la dénomination d'*abus de l'ambiguïté des mots* (1), et qui sont la source la plus féconde des syllogismes à quatre termes.

2° En considérant le monde visible et la cause dont il est l'effet, l'univers a deux faces, dont l'une tombe sous nos sens, et dont l'autre n'est pas perceptible. C'est une substance unique qui a deux attributs généraux : l'étendue et la pensée. « Mais, dit » BATTEUX, si quelques-uns des anciens, je veux dire » les Éléatiques, ont pu entrevoir quelque chose de » cette opinion, la tournure d'esprit de leur siècle » les a empêchés de s'y arrêter, et de la voir sous » le même aspect que les modernes l'ont vue depuis » SPINOSA (2). »

3° L'idée fondamentale pour laquelle la doctrine paraît avoir été faite, et qui est comme la doxologie des articles, c'est que, ni hors ni dans l'univers, « il » n'y a nulle cause intelligente, nul principe sentant » ou pensant, qui le meuve ou le gouverne, ou qui » lui donne la forme : la nature, principe machinal, » ordonne et exécute tout conformément à des com- » binaisons primitives (3). » Ainsi, tout ce qui se

---

(1) La Logique ou l'Art de penser, 4ᵉ partie, chap. 18, § 8.
(2) *L. c.*, p. 235 et 236.
(3) *L. c.*, p. 222.

passe dans l'être est l'effet nécessaire et infaillible
de la combinaison des molécules qui le forment : par
conséquent, cette combinaison de toutes les parties
qui se coordonnent constitue la seule cause.

4° Pour la formation des agrégats, voici le principe. « Dans chaque parcelle de matière, il y a une
» certaine force qui le porte à concourir à la for-
» mation des *êtres* auxquels elle peut convenir, sans
» toutefois qu'il y ait en elle aucun dessein, ni au-
» cune connaissance de ce qu'elle fait (1). » Cette
cohésion et liaison des parties d'un ensemble, est son
unité, qui n'existe que par la réunion.

5° et 6° L'univers est ce que les Éléatiques appellent le *tout*. Suivant eux, il est *infini* (2). Il est
éternel (3). Il est *un* (4). Par conséquent, il est le
seul *vrai Dieu* (5). ARISTOTE le déclarait immuable.
Comme il est tout formé d'agrégats ou d'*essences* in-
termédiaires, il ne forme qu'un ensemble, sans solution de continuité et sans limites (6) ; et comme
toutes ces matières diverses continues, naturellement
actives, agissent les unes sur les autres réciproquement, cette masse infinie est douée d'une *vie uni-*

---

(1) *L. c.*, p. 222.
(2) BATTEUX, Histoire des causes premières, 1769, pag. 235.
(3) *L. c.*, p. 236.
(4) *L. c.*, p. 237.
(5) P. 236.
(6) P. 235.

verselle ; car STRATON la considère comme une plante qui végète (1).

7° Outre cette vie générale, cette activité de l'u-nivers, cette harmonie qu'avait tant célébrée l'école de PYTHAGORE, STRATON reconnaissait encore une vie dans la matière principe (2), et par conséquent dans chaque agrégat particulier qui faisait partie de la composition du tout. Comme il n'admettait pas l'é-ternité de l'univers, et qu'il préférait le chaos d'EM-PÉDOCLE, il tirait parti de la théorie de la formation du monde pour faire mieux sentir la vie spéciale de chaque corps. « On peut se représenter le chaos de » STRATON comme une mer immense qui contient une » infinité de petites parcelles de toute espèce et de » toute figure, lesquelles se *meuvent* au hasard par » des *secousses* et des vibrations *convulsives*, formant » toutes sortes d'angles, à peu près comme ces points » animés qu'on observe avec le microscope dans les » infusions des plantes (3). »

8° Pour donner aux divers corps les formes et les qualités qui les spécifient, il fallait supposer que les éléments primitifs avaient des degrés différents d'acti-vité, de vitalité (4). Ou le spéculatif n'y a pas manqué, ou son historien a pensé que ces circons-

---

(1) Mémoires de littérature ; 1763, t. 57, p. 242.
(2) *L. c.*, p. 225.
(3) *L. c.*, p. 225.
(4) Ce n'est qu'une application de la doctrine des *homœoméries*.

tances découlaient naturellement des premières hypothèses. « Ces points donnés, dit Batteux, Straton
» pouvait expliquer à peu près la formation des as-
» tres et les variétés de leurs éléments composants.
» Il expliquait de même celle des espèces terrestres,
» pesant et graduant les choses de chacune des pièces
» composantes, selon les fins, les propriétés, les fa-
» cultés de chaque espèce composée. La plante était
» plus parfaite que la pierre, parce qu'elle était com-
» posée d'une matière plus active qui la fait mou-
» voir, quoique dans un même lieu. L'animal était
» plus parfait que la plante, par une dose plus grande
» encore de cette même matière active... L'homme,
» à son tour, était plus ingénieux que l'âne ou le
» cheval, par un triage de parties plus excellentes
» que les leurs, etc. (1). »

9° Si l'homme est un petit monde, réciproquement le monde est semblable à l'homme. Celui des
deux que vous connaîtrez le mieux vous servira à
étudier l'autre. Suivant Straton, l'univers sort du
chaos, comme l'animal, et particulièrement l'homme,
sort d'un œuf. Empédocle avait dit, moitié poétique-
ment, moitié scientifiquement, que les formes étaient
sorties du chaos par l'influence de l'Amour et de la
Haine. Straton a parlé à peu près de même d'une
manière sérieuse. « Il admettait donc une espèce
» de vitalité dans la matière principe, un effort qui

_____

(1) *L. c.*, p. 227 et 228.

» ressemblait à une sorte d'*amour*, de désir vague,
» d'inquiétude sourde, qui faisait qu'un corpuscule
» cherchait à s'unir, à s'accrocher à d'autres cor-
» puscules, soit semblables, soit différents, dont il
» pouvait résulter des formes au moins actives et
» mouvantes, et par ces formes, des mouvements et
» des actions différemment déterminées (1). » Je ne
sais pas si STRATON a dit comment s'exerçaient les
amours des molécules de la terre : l'abbé BATTEUX ne
pouvait pas décemment aller plus loin. Mais des sectateurs moins circonspects ont parlé de ces fréquen-
tations sensuelles dans les termes les plus techniques.

10° Ainsi, la terre, douée de ces forces, produi-
sant par son activité propre, par *une sécrétion spontanée*, ou fécondée par les impressions qui l'entourent,
a engendré les êtres variés qui l'habitent ou qu'elle
enserre. Elle a déjà fait bien des choses : c'est ainsi
qu'ont été formées toutes les merveilles que MAILLET
nous présente dans son Telliamed. De quoi le globe
terrestre n'est-il pas capable encore ? « Qui sommes-
nous, pour marquer des limites à la nature (2) ? »

Telle est l'hypothèse Éléatique ou Stratonique qui
reverdit de temps en temps, et qui, à chaque nouvelle exhumation, est regardée, par les écoliers de
rhétorique, comme une création récente. Je voudrais
qu'elle fût exposée avec toute la clarté dont elle est

---

(1) *L. c.*, p. 225.
. (2) BATTEUX, *L. c.*, p. 228.

susceptible, comme un ancien archevêque d'Alexandrie voulut conserver et étaler en public « une des plus » infâmes statues des idolâtres, afin qu'ils ne pussent » jamais nier qu'ils n'eussent adoré de tels dieux (1). »

Puisque ce système d'idées s'est reproduit le plus souvent dans le cours des siècles, il est permis de croire qu'il passe pour le moins absurde. Quelle opinion peut-on avoir des autres? Et il faudrait choisir entre des théories pareilles avant d'asseoir la science médicale ! Après vingt-six siècles de disputes, voici deux traits de la conclusion de l'Histoire de la philosophie de TENNEMANN, traits qui se rapportent plus à la recherche des causes premières qu'à toute autre partie de la science : « Tant de tentatives diverses » et contradictoires, hasardées dans ces derniers temps » par l'esprit philosophique, ont pu rendre suspecte » la philosophie elle-même, et faire désespérer de » la solution du problème rationnel qui consiste à » trouver un système de certitude fondé sur des prin- » cipes. » L'auteur n'est pas encore découragé; mais l'expression de son espérance prononce la condam- nation du passé. « Un temps viendra, dit-il, où les » diverses manières de philosopher, *qui aujourd'hui* » *semblent n'être que des aberrations*, seront reconnues » comme des conditions nécessaires de la vraie cul-

_____

(1) Méthode d'étudier les poètes, par le père THOMASSIN : préface, § III.

» ture de la raison et de la véritable sagesse (1). »
Ainsi soit-il. Mais en attendant, HIPPOCRATE avait
donc raison de rendre la médecine indépendante de
ces *aberrations*. Qu'avait-elle gagné à sortir d'entre
les mains des prêtres, pour tomber dans celles de
pareils philosophes? Voyez le cas qu'il fait de ces
disputes (2). Mais, en travaillant à cette émancipa-
tion, ne croyons pas qu'il ait pensé à séparer la
médecine de tout le corps de la philosophie, de la
logique pratique, de la psychologie empirique, des
mathématiques, de la morale : la partie de la philosophie dont il voulait se débarrasser, c'était la philosophie des causes premières, de laquelle il n'espé-
rait rien ; il devait surtout avoir du dégoût pour
celle des Éléates, dont le résultat était l'anéantissement de la personnalité de l'homme, et par conséquent de sa responsabilité, de ses déterminations,
de la médecine et de toutes les sciences.

Les plus grands médecins de tous les temps ont
adopté cette séparation. Si quelques hommes, dé-

---

(1) Ce jugement de TENNEMANN fait un singulier contraste avec une
vignette emblématique que G. VOSSIUS avait mise à la tête de son
livre *de Philosophia et philosophorum sectis*. Dans un écusson sont
représentés, à la gauche du spectateur, un soleil ; à sa droite, un
livre ouvert. L'âme était cette inscription :
Hic noctis tenebras, —— hic pectoris aufert ;
dont la moitié se rapporte à la première image, et l'autre à la seconde. Je suis persuadé que si TENNEMANN avait voulu jouer avec ce
symbole, il aurait mis un *aer nubilus, brouillard* sur le soleil, et
dans l'inscription, *offert* à la place d'*aufert*.
(2) *Lib. de Natura humana.*

daigneux d'un *art muet et sans gloire*, ont préféré
la vanité de réunir ce qui avait été si sagement
divisé, et de s'ériger en chefs de secte, le corps
médical les a vus avec scandale. Si des gens, capables de réprimer ces écarts, ont gardé le silence,
c'est qu'ils ont compté sur la justice du temps. Ils
savent d'ailleurs que les réfutations les plus aisées,
les plus victorieuses, sont celles qui obtiennent le
moins de reconnaissance. On sait comment VOLTAIRE
jugea l'Anti-Lucrèce du cardinal de POLIGNAC. Il
n'en put contester ni la logique, ni la poésie ; « mais
» à l'égard de la physique de ce poème, » dit-il
(il devait y ajouter *et de la métaphysique*), « il me
» paraît que l'auteur a perdu beaucoup de temps et
» de vers à réfuter la déclinaison des atomes, et les
» autres absurdités dont le poème de Lucrèce four-
» mille. C'est employer de l'artillerie pour détruire
» une chaumière. »

II. Je crois en avoir dit assez pour fixer le vrai
point de vue de la séparation qu'HIPPOCRATE a voulu
mettre entre la philosophie et la médecine. Ne croyons
pas que le fondateur de cette science ait voulu la
rendre étrangère à la logique, à l'analyse de notre
sens intime, aux notions usuelles des mathématiques,
à l'art d'interpréter la nature, c'est-à-dire à la physique et à la physiologie, à la morale, à la cosmologie, et surtout à l'astronomie pratique : il a trop
bien senti que ces parties de la philosophie sont liées
avec la science de l'homme, pour qu'il ait eu la pensée

de les en éloigner. La séparation dont il se vante ne
regarde que la septième partie, celle qui a pour objet la recherche dès causes premières par le moyen
des hypothèses, et *à priori*. Il ne veut pas que la
science pratique à laquelle il consacre sa vie, s'ac-
cointe trop étroitement avec ces jeux de l'imagination, qu'elle s'intéresse vivement aux vicissitudes
qu'ils éprouvent, et qu'elle en adopte les allures.
Mais les six premières parties de la philosophie, loin
de vouloir les séparer de l'art de guérir, il était persuadé qu'elles en faisaient une portion intégrante. La
médecine n'existerait point si elle n'était fondue avec
leurs principes, suivant les règles d'une logique rigoureuse. C'est en pensant à cette portion fructueuse de
nos connaissances humaines, et en oubliant défini-
tivement la portion fictive et oiseuse, qu'HIPPOCRATE
a dit : *la médecine doit entrer dans la philosophie, et
la philosophie dans la médecine* (1). Il n'a certainement pas pu nous donner deux préceptes contradictoires, celui de séparer la médecine d'avec la philosophie, et celui d'amalgamer ensemble la philosophie et la médecine. La contradiction disparaît en
reconnaissant que, dans le premier cas, il parle de
la philosophie vaine et sophistique ; et, dans le second, de celle qui seule mérite le nom de philosophie.

Mais en traçant la ligne de démarcation qui existe

(1) *De decente ornatu.*

entre la médecine et les théories hypothétiques qui
se rapportent aux causes premières, HIPPOCRATE n'a
pas voulu sans doute nous défendre de considérer,
d'analyser, si bon nous semble, les superfétations
inutiles, nuisibles, propres à déformer la science.
Il est des cas où il nous importe d'être familiers avec
les opinions, afin de pouvoir les apprécier. L'index
expurgatoire défend les mauvais livres au commun
des fidèles : mais s'il s'agit des controversistes de
profession, non-seulement l'interdiction est levée,
mais encore il y a obligation de tout connaître. Ceux
qui sont chargés de conserver et de propager la médecine, ne peuvent pas se dispenser d'avoir des ren-
seignements positifs sur la marche journalière des
parties hypothétiques de la philosophie.

Les opinions qui partent de cette région assiégent
continuellement la médecine. Nous sommes toujours
obligés de nous en méfier, parce qu'elles tendent
continuellement à s'insinuer ou subrepticement, ou
à la faveur d'un nom considéré. On n'a pas seulement à craindre de l'empressement officieux des
étrangers, mais même des conseils des collaborateurs
quand ils ont des intérêts propres. Lorsqu'ils viennent importer dans la médecine des idées qui proviennent des écoles philosophiques, vous verrez que,
loin de la rendre plus vraie, plus solide, plus in-
dustrieuse, elles l'abâtardissent, la rendent vague,
et distraient de leurs véritables travaux ceux qui la
cultivent. Ce que l'on a de mieux à faire, c'est de

parler à ces coopérateurs suspects comme Berkeley parlait aux siens : Voulez-vous consciencieusement travailler avec moi à remplir la tâche qui nous est donnée dans l'intérêt de l'humanité, soyez à mes côtés, excitons-nous mutuellement : si vous me devancez, je vous suivrai de près. Mais si vous ne vous approchez de moi que pour me distraire, pour entraver mes outils, pour me jeter de la terre sur les yeux, votre société ne peut que m'importuner : je la fuirai comme la peste (1).

Les hommes graves, profonds dans leur art, ont toujours vu avec peine les essais faits pour appliquer les opinions dominantes à la médecine, et l'expérience a prouvé combien la séparation prononcée par Hippocrate était sage. Dans ma jeunesse, je taxais de rigorisme la manière sévère dont Fouquet traitait les théories médicales fondées sur les dogmes de la nouvelle chimie. On l'avait plusieurs fois entendu dire : *les indignes vont mettre des pompons à la majestueuse tête d'Hippocrate !......* Mais en y réfléchissant, on conçoit qu'il n'avait pas tort. N'avons-nous pas vu que les variations des théories hypothétiques dont on a voulu orner la médecine, sont ce qui a le plus nui à la considération de cette science ? Ces affiquets, que l'on a toujours nommés *des progrès*, ont été un préjugé pour la frivolité de celle qui en avait été affublée.

Au reste, si nous avions plus de patience, ou plutôt

---

(1) Alciphron ou le petit philosophe.

si notre sollicitude pour vos vrais succès ne nous pous-
sait pas à vous avertir, à vous garantir des attraits
d'une dangereuse nouveauté, nous nous épargnerions
bien de la peine et bien du temps. Car, grâces au grand
sens du fondateur, la médecine se défend d'elle-même.
Les importations récentes ne sont pas à l'épreuve du
temps. Ces conceptions qui ne sourdent pas du sol
médical, mais qui sont exotiques, nous pourrions
nous dispenser de les éplucher, de chercher à connaître et leur valeur intrinsèque et l'usage que nous
pouvons en faire : une quarantaine, et l'exposition
à l'air libre, leur ôterait leur prix. Elles vieillis-
sent assez dans cet intervalle pour que les consom-
mateurs n'en aient plus envie. Mais comment se résoudre à être témoin muet des séductions auxquelles
vous êtes sans cesse exposés de la part des novateurs?

Quand les attaques n'intéressent que les sentiments
particuliers des maîtres, il est plus facile de les négliger. Suspendre ses études pour répondre à de petites agaceries, ce serait susceptibilité et vanité. Si
je me trouvais en pareil cas, une remarque que j'ai
faite m'en défendrait.

Lorsque STAHL eut publié sa *Theoria medica vera*,
LEIBNIZ en publia une critique. STAHL y répondit.
Le titre de sa réponse est remarquable : *Negotium
otiosum, sive sciamachia*; TRAVAIL OISEUX, ou COM-
BAT CONTRE LE VIDE : voulant dire par là que l'attaque et la défense allaient se neutraliser, et qu'après
ces efforts, il ne resterait rien qui en pût être un té-

moignage. Vous pensez bien, Messieurs, que, quand on connaît le prix du temps, il est trop pénible de l'employer à une si triste besogne.

III. On ne peut qu'admirer HIPPOCRATE d'avoir *su fixer la ligne de démarcation entre les connaissances qui nous intéressent pratiquement, et celles qui piquent sans cesse notre curiosité, mais qui ne sont pas à notre portée.* Ainsi, quand il s'est agi d'étudier les conditions de l'existence et de la santé chez l'homme, il a cherché à les déterminer avec le plus grand soin. S'il n'a pas spécifié les conditions qui sont indispensables au maintien de la vie, c'est que ces connaissances sont trop vulgaires. Mais il n'en est pas de même des conditions qui sont utiles à la conservation de la santé : les aphorismes et le traité *De aere, aquis et locis*, sont de beaux monuments qui nous font voir combien il était zélé dans la recherche de ces faits pratiques. Mais il s'est fait une autre question : il s'est demandé : quelles sont les conditions dont la présence produit *nécessairement* la vie et la santé? c'est-à-dire, quelle est la cause *efficiente* de la vie chez un agrégat vivant? Il déclare que ces conditions sont au-dessus de notre esprit. Il semble nous dire : ne perdez pas votre temps à rechercher l'essence de ce mode d'existence des corps vivants. L'homme vit; voilà un fait primitif, irrésoluble, qu'il faut étudier sous tous les points de vue possibles; mais ne vous mettez pas en peine d'en connaître l'origine génératrice.

C'est ainsi qu'on doit entendre un passage que Da-

niel Le Clerc rappelle, qu'il rédige et traduit ainsi :
« Il suppose, dit-il, que *la production de l'homme*,
» ou *son être*, ce qu'il a *une âme*, ce qu'il est *en santé*,
» ou ce qu'il est *malade*, ce qu'il a de *biens*, ou de
» *maux*, ce qu'il naît, ou ce qu'il *meurt*, tout cela
» vient des *choses élevées au-dessus de nous* (1). »

Descartes, considérant le fameux problème de la
quadrature du cercle, prononça qu'il était impossible
de le résoudre. Bien des mathématiciens ont cherché
à démentir cet oracle. Les méthodes se sont perfec-
tionnées ; de nouveaux calculs ont été inventés. Cependant rien ne nous donne l'espérance d'infirmer
cette sentence. Depuis long-temps ces tentatives sont
l'apanage de jeunes gens peu instruits, atteints d'une
ambition désordonnée, et même morbide. Il y a long-
temps que l'Académie des sciences ne reçoit plus ces
prétendues résolutions : une délibération motivée défend la lecture et les rapports de ces essais scandaleux.
Hippocrate jouit d'un honneur plus légitime que
celui de Descartes. Depuis vingt-deux siècles, des philosophes cherchent à résoudre le problème qu'il avait
déclaré impossible. Les sciences physiques sont devenues infiniment plus avancées. La mécanique, la
chimie, la science des impondérables ont été formées.
Malgré ces ressources, nous en sommes au même point
par rapport à la question de la vie. Notons qu'aucune corporation autorisée n'a jamais repoussé et ne

---

(1) Hist. de la méd., 1re partie, liv. III, chap. 2.

repousse les tentatives. Chacun dit, professe, écrit tout ce qu'il pense sur cette matière, sans avoir rien à redouter. La raison générale est le seul tribunal qu'il doive craindre. C'est elle qui fait justice de tant de suppositions insignifiantes, quelquefois même extravagantes, que le scepticisme, l'amour de la paix, la *philomathie*, l'estime particulière et des affections ont vues sans sévérité.

IV. *Dans la formation de la médecine interne, on ne peut employer avec sûreté que l'art de l'induction, que l'on a désignée sous le nom d'*EMPIRISME RAISONNÉ.

Je vous ai déjà dit que les philosophes prédécesseurs et contemporains d'HIPPOCRATE, cherchaient à fonder la science de l'homme sur des théories générales de l'univers. Leurs doctrines médicales avaient donc été faites *à priori* d'après des dogmes cosmogoniques et cosmologiques. Dans le même temps existaient des médecins qui étaient les antagonistes des philosophes. Ils suivaient les préceptes d'ACRON d'Agrigente (*Girgenti*), médecin célèbre, contemporain et compatriote d'EMPÉDOCLE. Le chef et les disciples étaient appelés *empiriques*, parce que, dans leur pratique, ils étaient entièrement soumis à l'*expérience* ou à l'*empirisme*. Cet empirisme pur n'était pas fort différent de celui des animaux qui, à la vue de faits semblables, rappellent les faits évidents antérieurs, sans avoir aucune idée de la ressemblance ni de la dissemblance essentielles et cachées qui peuvent exister entre ces faits analogues. HIPPOCRATE ne voulut

imiter ni les empiriques, ni les dogmatiques philosophes. Il prit d'eux une méthode scientifique mixte,
composée de leurs avantages et exempte de leurs inconvénients. Il imita les premiers dans l'étude exacte
des phénomènes médicaux, dans celle des circonstances qui contribuent à leur formation, dans celle de
toutes les choses qui peuvent changer le cours de ces
phénomènes. Il ne se contenta pas de cela : à l'imitation des dogmatiques, il voulut raisonner ; mais au
lieu d'aller chercher les causes des effets dans des
principes étrangers à la catégorie, il se borna à déduire des faits semblables les conclusions générales
les plus rigoureuses. Plusieurs conclusions de ce
genre ont pu être comparées entre elles et en fournir
d'autres aussi exactes et d'un ordre supérieur ; de
sorte que ces propositions enchaînées ont constitué
des sorites.

Cette manière de procéder à la formation de la
médecine est appelée *empirisme raisonné*. C'est la seule
que puisse admettre la science de l'homme, comme
l'a dit LEIBNIZ, et comme l'ont senti les grands médecins de toutes les époques.

HIPPOCRATE se conduisit en cela comme l'a conseillé BACON plus de vingt siècles après, en posant
les fondements de la philosophie naturelle. Ses procédés scientifiques furent à peu près ceux qui sont
prescrits dans le *Novum organum* : exclusion des propositions supposées ; examen direct des faits ; inductions immédiates ; comparaison de ces inductions pour

en tirer d'autres d'un ordre plus élevé, toujours également rigoureuses. Aussi M. CAIZERGUES et moi nous nous souvenons de ce que disait M. FOUQUET, notre maître commun. Lorsque nous exaltions la méthode de BACON appliquée à la science de l'homme (car, à cette époque, les élèves lisaient le *Novum organum*, et les maîtres leur en donnaient l'exemple), il prétendait que nous étions injustes si HIPPOCRATE n'avait pas sa part dans cet éloge; car, disait-il, l'un avait fait ce que l'autre disait qu'il fallait faire.

Cette réclamation en faveur du médecin grec était d'autant plus raisonnable, que sa philosophie n'est connue que dans la sphère médicale : les philosophes n'en font point mention; et le savant TENNEMANN n'en parle point dans son Manuel de l'histoire de la philosophie.

Il ne faut pas croire que toutes les propositions renfermées dans le livre d'HIPPOCRATE ont été faites d'après cet esprit. Il y en a un très-grand nombre qui ont été rédigées d'après les opinions philosophiques du temps. L'anatomie est souvent erronée; la constitution chimique du corps rappelle tantôt l'homœomérie d'ANAXAGORE, tantôt les éléments d'EMPÉDOCLE; la formation de l'homme est calquée sur l'idée de PHÉRÉCYDE touchant les principes des choses, et particulièrement touchant l'éther considéré comme intelligent, et constituant JUPITER. Ce ne sont là que des exemples : il serait aisé de tirer de cette collection une longue liste d'idées fausses, hypothétiques,

arbitraires. Les critiques ont pensé que les ouvrages
conçus dans un esprit aussi vagabond n'avaient pas été
faits par HIPPOCRATE ; et là-dessus ils ont fait une classification des traités renfermés dans la collection hippocratique, et ils les ont distribués en légitimes, en supposés et en douteux. L'idée de cette supposition peut
être vraie ; mais si l'on me disait que tous appartiennent au même auteur, et que les uns ont été faits dans
sa jeunesse, quand il ne faisait que consigner ce qu'il
avait entendu de la bouche de ses maîtres ou ce qu'il
avait lu de ses devanciers ; et les autres quand il était
parvenu à sa maturité, que son esprit avait acquis
tout son développement, et qu'il était en état de joindre une longue expérience à sa lecture : je n'en serais point surpris. HIPPOCRATE était de la condition
où l'on est sujet à une jeunesse, à une maturité, à
une vieillesse et à une décrépitude. Pourquoi aurait-il
été exempt de ces phases qu'ont parcourues les auteurs
les plus illustres, les poètes les plus distingués, les
plus grands peintres? Quand je vous ai tant recommandé le départ des idées, je ne vous ai pas dit
qu'HIPPOCRATE ne vous fournirait pas l'occasion de
vous exercer à ce travail intellectuel.

Quoi qu'il en soit, il faut toujours reconnaître
que les savants, les praticiens et les érudits de tous
les temps ont admiré la méthode d'interprétation
de ce grand homme ; que les sages l'ont considérée
comme le seul modèle à suivre, et que personne
n'a osé l'attaquer, au moins en principe. HIPPOCRATE

à pu, sans contredit, se négliger quelquefois dans
la rédaction de certaines propositions générales, même
dans ses ouvrages les mieux soignés, et je n'oserais
pas dire, comme Prosper MARTIAN semble le faire,
qu'il est impeccable (1). Mais tout homme prudent
fera bien de se tenir sur ses gardes quand il voudra
critiquer les ouvrages dits légitimes. Il faut posséder
une immense connaissance de faits, et avoir bien
médité sur chaque proposition doctrinale de ces faits,
avant de les contredire. Je ne serais pas surpris qu'un
lecteur assidu d'HIPPOCRATE éprouvât ce que l'abbé
FRAGUIER éprouva en étudiant HOMÈRE. Dans la lecture de ce poète (2), « qu'il avait bien recommencée
» cinq ou six fois en moins de quatre ans, il lui
» arriva une chose, qui, quoique probablement ar-
» rivée à la plupart de ceux qui en ont fait de même
» leur principale étude, ne laissera pas aujourd'hui
» de paraître fort singulière. Pour mieux retenir
» ou pour reconnaître plus facilement les beaux en-
» droits de ce poète, il les soulignait d'un coup de
» crayon dans son exemplaire à mesure qu'il le lisait.
» A la seconde lecture, il fut surpris de retrouver
» des beautés qu'il n'avait pas aperçues dans la pre-
» mière, et qui, plus vives encore, semblaient lui
» reprocher une injuste préférence. Ce spectacle se
» renouvela à la troisième, à la quatrième lecture ;

---

(1) HALLER, *Biblioth. medicinæ practicæ*, *lib.* 1, § *XXI.*
(2) Éloge de l'abbé FRAGUIER, par DE BOZE.

» et de surprise en surprise, de remarques en re-
» marques, l'ouvrage se trouva presque souligné d'un
» bout à l'autre. Ce n'était, selon lui, qu'après avoir
» éprouvé quelque chose de semblable, qu'on pouvait
» parler dignement du prince des poètes ; on ne voit
» pas ce qu'il aurait exigé, pour être en droit d'en
» faire la critique. » Messieurs, Prosper MARTIAN
pouvait en dire autant sur HIPPOCRATE. Il avait passé
vingt ans à lire et à commenter ses ouvrages légitimes dans divers manuscrits. Si son admiration sur-
passe celle de la plupart des lecteurs, elle pourrait
bien avoir sa cause dans une aventure pareille à celle
de FRAGUIER.

Plusieurs des écrivains les plus remarquables ont
agi d'après les principes de ce grand maître : FERNEL,
BAILLOU, SYDENHAM, BARTHEZ, l'ont fait, chacun
suivant leur force intellectuelle. Mais une chose remarquable, c'est que le précepte d'HIPPOCRATE a été
adopté, loué, proclamé par ceux même qui avaient
un penchant irrésistible à joindre une hypothèse cosmologique avec les lois de la médecine hippocratique (1). On en trouve la preuve manifeste, non-
seulement dans BAGLIVI, qui a tant écrit pour le
solidisme, mais encore dans BOERHAAVE qui, après
avoir fait tout son possible pour associer forcément

---

(1) Pr. MARTIAN, que je viens de citer, avance un fait dont
je trouve la cause dans ce que je viens de dire. *Tot medicorum
sectæ, quæ etiam si contraria inter se sentiebant, propria tamen
dogmata ab uno* HIPPOCRATE *desumpta profitebantur omnes.*

les principes hippocratiques avec les lois de la mécanique et de la chimie, a fini par ne plus parler de son hypothèse, et par suivre fidèlement les règles de l'*empirisme raisonné*.

SEPTIÈME LEÇON.

SOMMAIRE.

V. *L'homme est composé de parties contenantes et de parties conte-*
nues, et de deux causes d'action, qui sont la Nature et l'âme.
Réserve d'Hippocrate dans l'expression des causes actives. Supériorité de cette expression sur toute autre. La distinction de trois
éléments dans l'homme est peut-être antérieure à Hippocrate.
Histoire de Prométhée. Aujourd'hui, comme dans l'antiquité,
les médecins font la même division. L'élément que les anciens ont
le plus étudié, c'est la *nature* humaine, la cause vitale; ils faisaient bien.
VI. *La nature humaine.* Elle est inexplicable, l'anatomie n'y peut
rien. Le système vivant est *un*; mais cette unité n'est que l'expression d'un fait général. M. Broussais s'est imaginé qu'en reconnaissant l'unité vitale, on faisait une substantiation, une *ontologie* :
causes de cette illusion. Mais ni son ontologie, ni l'hypothèse du
mécanisme, n'ont jamais existé dans la majorité des médecins : l'helmontisme et l'animisme ont été simplement deux *sectes* qui, jointes
au mécanisme, n'ont jamais fait qu'une minorité. Erreur de ceux
qui ont prétendu que les médecins étaient tous ou matérialistes
ou spiritualistes.

Je continue la liste des propositions constantes de
la médecine qui ont résisté au temps et aux révolutions de la philosophie.

V. La cinquième proposition qu'Hippocrate a pro-
clamée, c'est celle qui se rapporte à la constitution
de l'homme. Cet être n'est pas composé de parties
homogènes. Il est formé d'éléments dont la réunion
et la combinaison fournissent l'aptitude à exécuter
les phénomènes qui s'opèrent en lui, suivant des
conditions extérieures que nous pouvons connaître.
C'était au médecin qu'on pouvait demander la désignation de ces éléments. Voici la réponse d'Hippo-

CRATE, exprimée de la manière la plus générale comme le résultat le plus élevé des faits médicaux qu'il a étudiés : veuillez l'entendre ; n'ajoutez rien à sa pensée, n'en retranchez rien. *L'homme*, dit-il, *est composé de parties contenantes, de parties contenues, et de causes de mouvements.* Les parties contenantes sont les solides organisés ; les contenues sont les fluides ; et les causes de mouvement, *enormonta*, ou principes d'action, renferment tout ce qui produit des actes vitaux pendant la vie par opposition à l'état du cadavre. Ces causes de mouvements, *impetum facientia*, comme on le dit en latin, sont au nombre de deux : 1° la *nature*, qui est le principe de toutes les fonctions dites naturelles, plus ce que nous appelons l'instinct, cette puissance qui « suffit seule aux animaux pour » toutes choses, ou leur tient lieu du tout ; ... qui sait » d'elle-même tout ce qui leur est nécessaire sans avoir » besoin qu'on le lui enseigne et sans l'avoir appris à » personne (1). » 2° L'autre *enormon*, est l'âme de l'homme, l'âme raisonnable, qui est *au-dessus de l'autre.*

Si vous réfléchissez sur cette sentence, si vous en sentez la profondeur, vous en reconnaîtrez la solidité et vous en expliquerez la perpétuité. Tout y est incontestable. L'auteur a su n'y exprimer que des faits de la manière la plus générale. Dans cet être, il y a trois sortes d'*éléments* ou causes distinctes qui le for-

---

(1) LE CLERC, Hist. de la méd. ; 1re partie, liv. III, chap 2.

ment, puisqu'il y a trois sortes de faits observés. Les contenants et les contenus qui tombent sous nos sens, opèrent des effets physiques. Les *principes* (1) des phénomènes qui ne se voient pas hors des agrégats vivants, et qui ne sont pas à la portée de nos sens externes, sont désignés seulement comme causes, et non comme essences.

Je ne réponds pas que partout HIPPOCRATE ait été aussi réservé, aussi rigoureux. Mais, dans cette formule, je ne vois pas ce qu'il y aurait à redire. La partie anatomique, exprimée par *continentia et contenta*, n'est pas susceptible de chicane. Que pourrait-on dire contre les *enormonta*, les causes actives? Si vous disiez, par exemple, que ces *impetum facientia* font allusion à deux *substances* différentes entre elles, et différentes du mécanisme, je répondrais que, dans cette proposition, je ne vois pas un mot d'où je puisse inférer que ces éléments soient des *substances* capables de se séparer du système anatomique, ni par conséquent qu'ils puissent avoir une existence propre. Il est vrai qu'elle ne dit pas davantage que ces forces ne sont que des modalités : si l'auteur avait laissé entrevoir ce penchant à un des partis, il se serait engagé dans la controverse des philosophes, qu'il avait résolu d'abjurer.

Si à cette rédaction vous vouliez en substituer une

---

1. *Principes*, ou causes, origines. Il faut bien connaître les acceptions des mots.

autre ; dire, par exemple, que cet agrégat vivant
n'est composé que d'un ordre d'éléments, et que les
impetum facientia ne sont que des *points de vue différents* de ce même corps, les faits les plus communs
vous feraient voir combien la formule d'HIPPOCRATE
est supérieure à la vôtre ; car les forces ne sont pas
des apparences d'un même objet, puisqu'elles sont
adventices, et que les effets prouvent qu'il y a quelque chose de plus. Ainsi, le cadavre nous montre un
élément dépourvu des autres. Un acéphale qui s'est
développé dans le sein de sa mère, et qui a quelquefois vécu et fait des fonctions instinctives pendant
plusieurs jours après sa naissance, nous fait voir
deux éléments. L'homme normalement constitué nous
montre la réunion des trois.

La notion de ces trois principes de la constitution
de l'homme est assez ancienne pour qu'on ne puisse
pas assurer qu'HIPPOCRATE en soit le premier auteur.
L'histoire allégorique de la formation de l'homme
par PROMÉTHÉE, telle qu'elle est représentée par les
arts du dessin, l'exprime clairement à sa manière.
On sait que, suivant les poètes, PROMÉTHÉE fit un
corps humain avec diverses parties matérielles ; que,
pour l'animer, il déroba un tison du feu céleste,
et que, pour lui donner l'intelligence, il eut recours
à MINERVE qui lui rendit ce service. Les anciens
monuments nous représentent ce premier fabricateur
du genre humain travaillant à ce grand œuvre. Ici

il forme la charpente osseuse (1); là il la couvre de
chairs (2); puis il vole la flamme divine (3); enfin,
MINERVE s'associe à lui pour compléter l'ouvrage (4).
Dans les *Admiranda vestigia*, gravés par SANTE BARTOLI
et expliqués par BELLORI, on voit un bas-relief allégorique tiré d'un sarcophage, et auquel on a donné
ce titre : *vie et mort de l'homme suivant les fables et la
philosophie mystique des anciens* (5). C'est PROMÉTHÉE
qui sculpte une figure humaine; autour de lui sont
les éléments matériels dont il a eu besoin suivant
la chimie antique; en outre, VULCAIN est là pour
fournir le feu dont l'ouvrier a besoin pour la *nature*
ou la vie; et MINERVE met une âme sous la forme
d'un papillon dans la tête de la figure. A quelque
distance est la mort ou la décomposition de l'homme,

---

(1) MONTFAUCON, Antiq. expl., t. 1, pl. VI, f. 7.

(2) PAUSANIAS, parlant de Panopée, petite ville de la Phocide, dit :
« Sur le chemin qui mène à la ville, on voit une chapelle bâtie
» de brique toute crue, et dans cette chapelle une statue de marbre
» pentélique; c'est un ESCULAPE selon quelques-uns, et, selon
» d'autres, un PROMÉTHÉE. Ces derniers fondent leur opinion sur
» ce que le long du torrent il y a des pierres d'une si prodigieuse
» grosseur, qu'une seule est la charge d'une charrette. Ces pierres
» sont de boue, mais d'une boue mêlée de sable comme dans les
» torrents et dans les fondrières; elles ont même, à ce qu'ils disent,
» une odeur de chair humaine; et par toutes ces raisons, ils pré-
» tendent que ce sont les restes de cette boue dont PROMÉTHÉE
» forma le genre humain. » Liv. X., chap. IV., trad. de GEDOYN.

(3) MONTFAUCON, *ibid.*, t. 1, pl. CLVIII.

(4) *Id.*, *ib.*

(5) *Admiranda romanorum antiquitatum ac veteris sculpturæ
vestigia, etc., planch.* LXVI. Le monument était dans le palais
PAMPHILI.

où l'on voit que l'analyse montre les éléments que nous avions vus dans la synthèse : un cadavre entier, le papillon qui s'envole, un amour qui pleure en regardant son flambeau éteint.

Cette analyse de l'homme, établie ou sanctionnée par le fondateur de la médecine, ne paraît pas être sujette à la surannation. Aujourd'hui, comme dans l'antiquité, les médecins font la même division des phénomènes qui se passent dans cet être, et par conséquent la même division des causes ; s'ils sont obligés d'exprimer iconiquement cette vérité abstraite, ils ont recours aux mêmes moyens. Le vénérable M. BLUMENBACH, dans le frontispice de ses *Institutions de physiologie* (1), a cru pouvoir mettre comme une sorte d'épigraphe la formation de l'homme opérée de concert par PROMÉTHÉE et par MINERVE, extraite du bas-relief dont je viens de faire mention.

A la tête du Traité de la structure intime du cerveau des frères WENZEL (2), on voit une vignette allégorique où l'on ne peut pas méconnaître une allusion à cette constitution de l'homme. On voit dans le fond le temple de la Nature universelle. La porte était fermée par un épais rideau. Deux sphinx qui en décorent le perron, déclarent que, dans la nature, tout est caché, mystérieux, énigmatique. Un prêtre

---

(1) GOTTING.E, 1798.

(2) *Josephus et Carolus* WENZEL, *de penitiori structura cerebri hominis et brutorum. Tubingæ,* 1812.

vient de disséquer un cerveau. ESCULAPE, qui veut
rendre à cet organe le pouvoir de remplir ses fonctions normales, y imprime cette force vitale qui est
à la disposition du fils d'APOLLON. Son père a pu
lui donner quelque portion de ce feu qui vivifie.
Mais ce serait en vain que l'on demanderait à cet
organe de penser, s'il n'était composé que d'un mécanisme, et de la force qui le conserve et qui opère
l'innervation : il a besoin d'une autre puissance qui
donne l'entendement. ESCULAPE l'implore à MINERVE,
et il l'obtient sous la forme d'une flamme d'une autre
espèce. Quand la distinction est connue, le ministre
déchire une portion du rideau, et laisse apercevoir
plus de la moitié de la statue de la Nature. Cet emblème est la récapitulation graphique de l'impuissance
de l'anatomie normale, et de l'anatomie pathologique, quand il s'agit d'expliquer les maladies ex-
tatiques et les aliénations mentales ; impuissance
prouvée par les observations dont l'ouvrage est rempli,
et exprimée assez textuellement dans la préface.

Des trois éléments qui composent le système humain, l'âme ou le sens intime est celui que l'on a
le moins étudié en médecine. Celui que les praticiens
ont examiné avec le plus de soin, c'est la *nature*
humaine, celle que Gaspard HOFFMANN appelait l'âme
médicale. Le mécanisme n'a été bien connu que tard :
vous savez quels sont les obstacles qui ont borné
long-temps l'anatomie. Cet élément de l'agrégat a
pris sa revanche depuis près de trois siècles. Mais ce

que l'anatomie a pu nous apprendre ne diminue en rien le prix des propositions doctrinales qui se rapportent à la force active vitale, dont la connaissance est toujours le fondement de la médecine interne.

VI. *La cause de la vie se manifeste, durant le cours de l'existence de l'homme, par les effets des* FACULTÉS. *Elle est le principe de l'économie animale. C'est elle qui fait que, dans le corps, toutes les parties concourent, consentent, conspirent ensemble; ont des affinités entre elles, compatissent réciproquement aux maux qu'elles souffrent. Sa manière d'agir dans l'agrégat consiste à attirer ce qui est bon ou qui convient à chaque partie, à le retenir, à le préparer, à le changer; à rejeter ce qui est superflu ou nuisible après l'avoir séparé de ce qui est utile* (1). Cette faculté unitaire, qui agit par ces diverses facultés, est ce qu'Hippocrate appelle la *nature* humaine.

Cette proposition collective renferme un grand nombre de propositions particulières dont chacune est une *loi*, une proposition inductive d'un ordre élevé, et qui représente les sommités de faits incontestables. Pour la rendre complète, il convient d'ajouter aux *facultés de la nature* ce que les modernes appellent l'instinct, et dont j'ai cité la définition faite par Hippocrate.

Cette formule me fournit l'occasion de contempler

---

(1) Le Clerc, Hist. de la méd.; 1re partie, liv. 3, chap. 2.

trois faits principaux, qui sont : 1° l'inexplicabilité
de la nature humaine ; 2° son individualité ; 3° l'au-
tonomie du système vivant.

1° Les personnes étrangères aux sciences physiologiques, et spécialement à la médecine, peuvent
regarder ces propositions comme les sujets du problème de la science médicale ; elles peuvent se figurer
que l'objet de la partie spéculative de notre art est
d'expliquer ces faits , d'en déterminer les causes.
D'après ce que je vous ai dit, il n'en est pas ainsi.
Ces propositions sont les déductions les plus élevées
que l'on ait pu tirer des faits. Ce que nous avons
à faire, c'est de nous pénétrer de tous les phénomènes vitaux d'où elles avaient été extraites ; car
tout acte de la vie a sa signification, son but, ses
aberrations dans la notion de cette *nature* vivante.
Les vrais médecins ne s'occupent que de cela. Prétendre résoudre cette cause, chercher à prouver
qu'HIPPOCRATE avait eu tort de déclarer que l'esprit
ne pouvait pas aller plus loin, c'est agir en acadé-
micien, et non en praticien. L'art a ses règles pro-
visoires qui sont indépendantes des controverses.

En physique, comme en médecine, il y a des
bornes que notre intelligence ne peut pas franchir.
Les plus sages sont ceux qui exploitent les vérités
qui sont à notre portée ; mais il est des hommes qui
ne se plaisent qu'aux obstacles. Ils s'aheurtent contre
les impossibilités, et s'épuisent en efforts inutiles.
Ceux qui ont voulu expliquer cette *nature* d'HIPPO-

CRATE n'ont pas été plus heureux que ceux qui ont travaillé à la pierre philosophale. Si vous voulez courir la même aventure, à vos périls et risques, vous êtes avertis ; ne vous plaignez pas de vos désappointements.

Vous ne trouverez plus une excuse dans l'espérance de tirer ces sortes de lumières de l'anatomie. Dans le temps où les connaissances de ce genre étaient fort bornées, on a pu s'exagérer cette ressource. C'était un mystère dont l'imagination grossissait la valeur. Aujourd'hui l'anatomie est devenue vulgaire : qui veut la connaître peut la posséder avec la plus grande facilité. Il n'y a plus de vœu à former. Elle nous a beaucoup appris sur le mécanisme, sur les *contenta* et sur les *continentia* de l'agrégat humain. Mais qu'est-ce qu'elle a pu nous apprendre sur les *enormonta*, et qu'est-ce qu'elle nous promet ? Les célèbres pavillons de la Faculté de Paris ont dissipé toute illusion ; et Clamard, où huit cents élèves, dit-on, dissèquent continuellement, a désenchanté les plus zélateurs. Aussi, quand j'ai voulu respirer l'air de la sphère médicale de cette grande ville, il m'a semblé que, sous le rapport de l'étude de la constitution de l'homme, j'étais à Montpellier, tel qu'il était lorsque les échos répétaient encore les paroles de BARTHEZ, de FOUQUET, de GRIMAUD, de DUMAS. On y favorise l'étude de l'anatomie pour perfectionner les sciences et les arts qu'elle peut éclairer, et non pour démontrer l'impénétrable. On fait des salles de dissec-

tion pour propager la chreiologie (la théorie des
fonctions) et pour populariser la chirurgie ; mais
l'homme supérieur (1) qui imprime et dirige ce grand
mouvement, n'a certainement pas l'intention ni l'espérance d'anatomiser les *enormonta*, de nous montrer
à la pointe du scalpel les causes actives qui nous
vivifient et nous animent.

2° Dans la proposition collective que je commente,
vous avez dû remarquer que le système, en vertu
de la présence de la *nature* vivante, est *un*, individuel. L'auteur vous présente cette vérité sous diverses
formes : dans cet agrégat, toutes les parties *concourent, consentent, conspirent*. S'il y a une fonction
naturelle à exercer, les parties qui doivent y contribuer entrent en action ; ce n'est point tumultueuse-
ment, tout à la fois, sans ordre ; mais tantôt si-
multanément, tantôt successivement, suivant la convenance, chacune à son tour, de telle sorte que le
résultat arrive sans trouble, sans interversion. Elles
ne feraient pas mieux si elles étaient douées d'intelligence, et qu'elles agissent de concert pour arriver
à un but prévu, bien médité, que chacune eût été
chargée d'un rôle et que l'instant de son action eût
été assigné.

HIPPOCRATE ne se contente pas de cela : il vous
fait remarquer que chaque point du corps intéresse
plus ou moins le système entier ; les changements

_____

(1) M. ORFILA.

qui y surviennent se manifestent, ou dans les parties avec lesquelles ce point a des relations plus intimes, ou dans tout l'agrégat. C'est cette sorte de *faire part* que l'on appelle *sympathie*, et qui est un fait médical de la plus grande importance.

Enfin, dans la crainte que les facultés ne parussent des forces isolées, HIPPOCRATE a eu le soin de vous dire qu'elles sont toutes liées dans une puissance principale, qui est cette *nature* vivifiante, pivot autour duquel roulent tous les phénomènes vitaux que le médecin doit étudier sous tous les points de vue.

3° Je ne saurais trop vous répéter que cette unité du système n'est que l'expression d'un fait général incontestable, et qu'HIPPOCRATE et son école déclarent hautement n'en point connaître la cause. Vous n'irez pas m'entretenir ici de nerfs, de vaisseaux; nous concevons bien que ces moyens d'union physique peuvent être des conditions indispensables pour la communication des parties; mais il ne nous sera jamais possible de voir en cela la génération du *concours*, du *consentement*, de la *conspiration*, de la *sympathie*, de l'*individualité* de ce mécanisme. Ainsi la très-grande majorité de la république médicale s'est toujours résignée et se résigne encore à rester dans cette ignorance de la cause, en reconnaissant et en confessant le fait.

Ce fait de l'unité vitale a été l'occasion d'une erreur de M. BROUSSAIS que j'ai signalée dès le commencement, et dont j'ai entretenu plusieurs fois mon auditoire les

11

années précédentes. En remarquant l'aveu de cette
individualité dans les livres des diverses époques qu'il
voulait attaquer, il se figura que les auteurs croyaient
et prêchaient une cause *substantielle* de ce fait, et
que cette hypothèse avait infecté la médecine. Il croit
donc qu'il y a de notre part une *substantialisation*; ce
que les Grecs appelaient une *ousiopoïèse*, ou une
ousiosis, il lui a plu de l'appeler une *ontologie*, et il
se félicite d'avoir découvert cet obstacle qui jusqu'à
présent avait empêché la médecine de devenir une
vraie science. Voici ses paroles sur ce sujet : « La dé-
» couverte de cette ontologie médicale, qui s'opposait
» depuis le commencement des siècles à ce que la mé-
» decine figurât au rang des sciences, est ma pro-
» priété; je n'en ai trouvé le germe dans aucun ou-
» vrage. J'ai considéré les sympathies sous un nouveau
» jour; ce qui m'a fourni les moyens de mieux ap-
» précier la force médicatrice, ou l'autocratisme des
» auteurs (1). » Ne voyez-vous pas que le réformateur n'a pas su distinguer le fait de l'unité du système
d'avec une cause hypothétique, et que c'est lui-même
qui a créé cette fiction à laquelle les médecins hippocratiques ne pensaient pas ? C'est lui qui n'a pas
su séparer un fait abstractivement exprimé d'avec
une cause substantielle, et qui, pour ne pas admettre
la supposition, a rejeté le fait général, qui est irré-
fragable et fondamental. Vous vous souvenez de ce

_____

(1) Examen des doctrines méd., 1821, t. 1, préface.

qui lui est arrivé ; que, faute de reconnaître l'unité du système suivant le troisième point de vue de la *philosophie des sciences*, il a fait une pathologie toute chirurgicale ; que toute sa thérapeutique a dû consister dans le pansement d'un organe, et dans des évacuations sanguines capables d'éteindre une inflammation toujours supposée ; que, quand le choléra est venu, il a fallu convenir que le mal ne provenait pas d'une inflammation locale.

On peut établir que l'*ousiopoïèse* dont M. Broussais fait un reproche aux auteurs, n'a jamais existé dans l'école hippocratique, c'est-à-dire dans la grande majorité du corps médical. L'illusion principale de ce novateur, vient, je le répète, de ce qu'il ne s'est pas suffisamment exercé à contempler une notion purement abstraite, dégagée de toute idée concrète. Ne pouvant pas apercevoir la distinction mentale qui nous est familière, il nous a crus logiquement malades, et il a répandu sur tous les esprits la *diffusio colorans* (1) du sien. Sa prévention a pu être renforcée par la négligence avec laquelle les écrivains ont souvent rédigé leurs pensées touchant les opérations de la *nature* vivante. Il a pris au pied de la lettre des expressions peu mesurées, tantôt hyperboliques, tantôt métaphoriques, que l'on emploie fréquemment lorsqu'on s'adresse à des personnes du même sentiment, et qu'on n'a aucun besoin de s'écouter parler. Or, ce langage un peu

---

(1) La berlue colorante, Sauvages, *Nosol. cl. VIII, g. II, sp. 4.*

incorrect, qui a une certaine grâce dans les relations ordinaires des personnes qui s'occupent de la même science, ne doit pas être confondu avec le langage dogmatique et avec le langage polémique.

Pour prouver que le sentiment commun était la profession d'un scepticisme complet touchant l'essence de la *nature* vivante, je me servirai d'un principe d'histoire qu'ont invoqué ARNAUD, NICOLE et RENAUDOT, sur une matière fort différente de celle-ci, mais principe qui n'est qu'une application de la raison générale.

Dans quelles circonstances les hommes qui cultivent une science se divisent-ils en partis ? C'est lorsqu'une idée *nouvelle* qui n'est pas susceptible d'une démonstration, *vient à éclore*, plaît à quelques-uns, et déplaît à d'autres ou les laisse dans l'indifférence. La majorité demeure comme elle était ; la minorité la harcèle par des arguments, par des mots piquants, par des injures. La majorité se défend ou par des raisons ou par la force d'inertie. Alors la minorité s'éloigne de la majorité, et constitue ce que l'on appelle une *secte*, c'est-à-dire une branche qui a été séparée du tronc. C'est ainsi que se sont formées les sectes médicales, lorsque des théories hypothétiques ont paru.

Lorsque les iatromathématiciens entreprirent d'expliquer la *nature* vivante par le mécanisme, les praticiens et les gens rassis les laissèrent faire, et restèrent étrangers aux disputes que ces opinions avaient fait

naître. Les sectateurs furent signalés, et le schisme
fut déclaré. Il est donc clair que la majorité ne suivait
pas l'hypothèse mécanicienne.

Peu de temps après naquirent l'helmontisme et le
stahlianisme, la doctrine de l'archée et l'animisme.
Si la majorité qui ne voulait pas du mécanisme, avait
été imbue de ce que M. Broussais appelle l'ontologie ;
si elle avait admis facilement la *nature* vivante subs-
tantialisée, tous les antimécaniciens se seraient jetés
dans l'helmontisme ou dans l'animisme. Mais non ;
les helmontistes et les animistes formèrent deux sectes,
qui, jointes avec le mécanisme, ne firent qu'une
minorité. Les médecins qui pratiquaient, étudiaient,
recueillaient des observations, s'en servaient pour
fortifier les principes anciens, perfectionnaient l'anatomie normale, fondaient l'anatomie pathologique,
demeuraient indifférents aux controverses des sectaires.
Les partisans des théories hypothétiques avaient leur
nom, leur sobriquet ; les autres étaient simplement
des médecins. Si ces derniers n'étaient ni mécaniciens,
ni helmontistes, ni animistes, qu'étaient-ils donc ?
Ils étaient médecins de la façon d'Hippocrate, repous-
sant également les hypothèses de Descartes, de Van-
Helmont et de Stahl, et se contentant de l'étude du
grand fait général, de la *nature*.

Lorsque l'esprit est parvenu au terme des propositions inductives, et que, pour aller plus loin, il ne
voit que des hypothèses, il s'arrête. Chaque inventeur
appelle l'homme qui cherche la vérité. Il le somme

de venir à lui sous peine de tomber dans les lacs
de ses rivaux. Si le curieux a de la tête, il demeure
dans l'équilibre, et ne prend qu'un parti négatif
dont la devise est de se garantir également de toutes
les embûches.

La doctrine de la majorité des médecins s'est toujours
préservée de ces deux partis opposés, de l'*ousiopoïèse*,
ou création hypothétique d'une substance, et du mécanisme. Aussi j'ai été surpris de voir imprimée dans
des thèses de l'année dernière cette assertion : que
tous les systèmes de médecine se réduisent à deux ;
celui des médecins qui regardent la *nature* humaine
comme matérielle, et celui des médecins qui la con-
sidèrent comme spirituelle. Cette proposition est une
erreur historique manifeste. Outre qu'il n'est pas aisé
de renfermer dans cette dichotomie toutes les doctrines
médicales qui existaient du temps d'Hippocrate, et
que peut-être on trouverait autant de métaphysiques
médicales qu'il y a de sectes philosophiques dans
l'Histoire de la philosophie de G. Vossius (1) : dès
l'institution de la vraie médecine, le fondateur l'a
rendue indépendante de ces deux partis, et c'est
surtout pour la mettre à l'abri de ces querelles qu'il
l'a séparée de la philosophie des causes premières.
La grande majorité des médecins a suivi l'exemple
du patriarche, et vous savez bien que le caractère

(1) *De philosophia et philosophorum sectis. Hagæ comitis*, 1657.
Vossius compte dix-huit sectes de philosophie.

principal de l'esprit de cette école est de conserver ces franchises. Un des médecins qui ont le plus illustré l'École de Paris dans le dernier siècle, LORRY, que BARTHEZ avait déclaré être le plus savant, le plus honnête (1) et le plus aimable des médecins, dit, en commentant BARKER : « les forces qui exécutent les » fonctions du corps, sont liées à l'existence et à la » vie, et leur résultat doit toujours tendre à sa con- » servation..... Que nous connaissions la nature de ces » forces, ou que nous ne la connaissions pas, l'art » n'y gagnera ni n'y perdra. Il s'agit de savoir que » ces forces agissent ; de distinguer bien les signes de » leur action, leur tendance et leur portée ; et, nous » ne rougissons pas de le dire, HIPPOCRATE connaissait » ces choses importantes aussi bien que nous, pour » le moins. »

Voilà donc le parti que la majorité des bons pra- ticiens a pris. La doctrine générale de la médecine a fait ce que M. GUIZOT dit : que la doctrine gé- nérale de l'église chrétienne a fait dans la grande dispute entre la *suffisance de l'homme* qui n'a besoin d'aucune puissance supérieure, et la *prédestination absolue* où l'homme n'est que l'instrument de DIEU.

---

(1) Quand il serait vrai que LORRY eût été l'original du médecin du *Cercle*, comédie de POINSINET (voyez les mémoires de PRÉVILLE, 1812, page 240, et ceux qu'a publiés M. OURRY, 1823, page 46), cela n'infirmerait pas l'éloge qu'on a fait de lui. On doit lui savoir bon gré d'avoir vu la société avec indulgence, et d'avoir daigné descen- dre jusqu'à la frivolité du siècle.

« Entre ces deux tendances, dit ce grand professeur,
» se place la doctrine générale de l'église, qui s'efforce
» de tenir compte de tous les faits naturels, de la
» liberté humaine et de l'intervention divine, nie
» que Dieu fasse tout dans l'homme, que l'homme
» puisse tout sans le secours de Dieu, et s'établit
» ainsi, avec plus de raison peut-être que de con-
» séquence scientifique, dans ces régions du bon sens,
» vraie patrie de l'esprit humain qui y revient toujours
» après avoir erré de toutes parts (1). »

Oui, Messieurs, c'est dans cette *région du bon sens,
avec plus de raison que de conséquence scientifique,*
que la médecine de vingt-deux siècles s'est placée ;
siége moins riant, moins à portée de jouir de toutes
les nouveautés, mais plus sûr, mieux défendu, et
même tout-à-fait inexpugnable.

---

(1) Cours d'histoire moderne, leçon 5ᵉ, t. I, p. 216.

HUITIÈME LEÇON.

———

Après quelques idées importantes sur la constitution de l'homme, le premier objet qui se présente est la maladie. Qu'est-ce que cet état? HIPPOCRATE ne répond que comme le vulgaire.

VII. *L'homme est malade quand il ne peut pas exercer normalement toutes les fonctions naturelles et animales, et quand il n'éprouve pas le bien-être (evais-thesia) naturel. La maladie est l'état de l'incommodé, ou l'incommodité.*

Voilà la notion la plus générale de l'état morbide;
mais pour être de quelque utilité, il faut spécifier les
diverses sortes d'incommodités.

VIII. HIPPOCRATE a distingué, 1° les *incommodités
qui proviennent d'un dérangement dans quelque partie
du mécanisme :* exemples, les luxations et les hernies,
dans l'état le plus simple. Nous pouvons y joindre
toutes les altérations physiques des parties, si nous
voulons faire abstraction de la douleur, de l'inflammation et des autres accidents que ces altérations
font naître dans la substance de ces mêmes parties
et dans les environnantes. Au reste, cette abstraction
est d'autant plus facile, que quelquefois la *nature*
vivante fait une pareille séparation. Une femme de
Montpellier, que M. le professeur DELMAS pourra
vous désigner, s'est accouchée plusieurs fois, et dans
ces fonctions, ordinairement si douloureuses, elle n'a
jamais éprouvé aucune sensation pénible. Ni les contractions intermittentes de la matrice, ni la distension
des parties à travers lesquelles l'enfant passait, n'ont
causé une douleur. L'année dernière, un pharmacien
très-distingué de Nismes a éprouvé une fracture à la
cuisse. Quoiqu'il n'y eût dans ces parties aucune
anœstésie proprement dite, le malade n'a pas ressenti
la moindre douleur, ni au moment de la fracture,
ni dans le cours du traitement. Le cal s'est fait,
la guérison a été parfaite, et le malade m'a assuré
n'avoir souffert que de l'immobilité où il avait été condamné. Dans des cas de cette espèce, la maladie

rentre dans celles qui proviennent simplement du dérangement du mécanisme. Tout cela est désigné sous le nom de *vicia*.

IX. 2° *Les maladies qui consistent en une réaction de la Nature à l'occasion de la* RENCONTRE DES CORPS ÉTRANGERS. Sous ce titre, vous devez comprendre tous les modes vitaux morbides qui viennent après les impressions malfaisantes quelles qu'elles soient : ces impressions ne sont pas seulement les objets du monde extérieur qui peuvent nous incommoder, tels que les substances irritantes, les cathérétiques, le feu, les compressions ; mais encore les accidents internes qui lèsent les parties vivantes, telles que les déchirures des muscles dans les contractions violentes, les ruptures des os, les étranglements herniaires, etc. Toutes ces maladies sont renfermées dans la dénomination générale de *maladies traumatiques*. Il est évident qu'on peut les produire à volonté chez les animaux.

Avant d'aller plus loin, je vous prie, Messieurs, de peser quelques instants la réflexion suivante.

Les premières idées de pathologie ont dû naître dans l'esprit des chirurgiens. Ce ne sont que des notions de réaction, et ces mêmes idées se lient avec celle de localisation, pour parler le langage d'à présent. Nous ne savons presque rien des connaissances et des opinions des médecins célèbres qui ont précédé HIPPOCRATE ; mais les légères notes que les savants ont laborieusement recherchées sur PHILISTION, ÆGIMIUS, EURYPHON, PERDICCAS, et sur quelques au-

tre. (1) , nous font voir qu'il s'agit toujours de
maladies qui ont leur siége dans un organe déterminé. Quoique l'on eût décrit des maladies générales, des fièvres, des affections convulsives , des
épidémies auxquelles il serait impossible d'assigner
une origine locale , le préjugé vulgaire, ou les habitudes mentales de la majorité étaient que toute
maladie a sa source dans un point du corps. C'est ce
que paraît prouver un passage d'un des livres hippocratiques dits supposés (2). « Toutes les maladies
» qui viennent des parties les plus fortes du corps,
» sont les plus violentes ; car si la maladie demeure
» dans la partie où elle a commencé, comme c'est
» la partie la plus forte qui souffre, il faut de né-
» cessité que tout le corps souffre aussi ; et si elle
» quitte cette partie forte pour se jeter sur quelqu'une
» de celles qui sont plus faibles , elle est difficile à
» guérir ; au lieu que celles qui passent d'une partie
» faible à une plus forte se guérissent facilement :
» parce que la partie a la force de consumer et de
» dissiper les humeurs qui y affluent. »

En lisant le livre hippocratique intitulé *de Arte*,
on voit une division des maladies en *évidentes* et en
cachées ; c'est-à-dire , en celles qui résident dans des

---

(1) HALLER a recueilli les opinions de ces médecins, et indiqué les
auteurs anciens de qui il les a tirées , dans la *Bibliotheca medicinæ
practicæ*, § *XIV*.

(2) *De Natura hominis.*

parties extérieures où le médecin les aperçoit de ses propres yeux, et en celles qui se forment dans la profondeur des parties, où il ne peut reconnaître ces altérations qu'au moyen de l'intelligence. Dans le sens le plus naturel, cette distinction ne nous présente que des réactions toujours les mêmes quant à leur nature, et différentes seulement par leurs siéges.

Quand on connaît HIPPOCRATE, on a de la peine à se figurer qu'il ait voulu faire une division aussi insignifiante, et l'on est porté à croire qu'il a voulu faire allusion à la différence qui existe entre les maladies traumatiques et les maladies spontanées. On est induit à le penser en voyant, vers la fin de ce petit traité, les moyens séméiotiques par lesquels on parvient à connaître la nature des maladies cachées. Ainsi il parle, comme exemples, des explorations que l'on peut faire sur les excrétions des diverses voies naturelles, et sur celles que l'on provoque arti-ficiellement ; moyens qui n'ont le plus souvent donné que des signes très-incertains du siége des maladies, mais qui contribuent beaucoup à en déterminer la nature.

Mais, quoi qu'il en soit, cet écrit prouve qu'à l'époque où il a été fait, la pathologie interne était encore sous l'influence des préventions chirurgicales, et que les théories des maladies avaient été formées d'après le point de vue *cryptoristique*. Ou l'auteur n'avait pas encore considéré les maladies internes et

spontanées comme nous les admirons dans ses livres
légitimes ; ou le rédacteur n'a pas su comprendre
toute la pensée du maître. Dans l'un et dans l'autre
cas, la recherche du siége était l'objet essentiel et
vraisemblablement unique de la médecine pratique
de ces temps.

L'idée de la localisation dans les maladies affectives
spontanées, me paraît donc une persuasion acquise
primitivement par les connaissances chirurgicales,
et qui s'étendit vicieusement vers l'étude d'un ordre
de faits très – différents. Les médecins antérieurs à
HIPPOCRATE étaient donc dans les mêmes dispositions
où se sont trouvés dernièrement BICHAT et la *secte
physiologique*. Dans l'un et dans l'autre cas, on voit
des connaissances anatomiques (1) et chirurgicales,
et une habitude de les transporter à une sphère fort
différente, contre les règles d'une bonne philosophie.
Les modernes l'ont emporté sur les anciens par l'é-
tendue de ces connaissances ; mais ils leur sont in-
férieurs par le défaut des ménagements que l'on
doit à l'empirisme ; au reste, ils étaient égaux par
rapport à la logique et à l'art d'interpréter la nature.

Il ne faut donc pas s'imaginer que l'opinion de la
localisation dans les maladies affectives soit un progrès :
c'est une prévention vulgaire de tous les temps,

---

(1) Il ne faut pas oublier ce que GALIEN a dit sur les connaissances anatomiques traditionnelles qui existaient dans la famille des
ASCLÉPIADES.

qui est le résultat d'une éducation imparfaite, et que le génie d'HIPPOCRATE a flétrie.

3° On a distingué de bonne heure une sorte de maladies qui ne proviennent point de causes traumatiques, et dont voici l'origine. Il est des parties qui, dans le cours de la vie, se dégradent, se *corrompent*, pour parler le langage général et ancien des médecins, sans qu'on en puisse accuser une cause générale, ni une impression externe locale. Par méthode d'exclusion, on arrive à penser que la partie altérée avait été originellement mal constituée, et que l'exercice de ses fonctions privées et publiques l'a usée et avariée avant le temps. Prenons pour exemple la carie des dents sans cause extérieure et sans aucune diathèse appréciable; l'absorption des arcades alvéolaires dans les mêmes circonstances; les anévrismes passifs survenus sans cause mécanique et sans compression intérieure; l'atrophie d'un muscle au milieu de muscles qui sont en bon état, et au milieu de la santé générale la plus parfaite. J'appelle ces maladies *paratrophiques*, pour dire qu'elles dépendent de l'imperfection de la nourriture des parties malades. Les faits de ce genre sont anciens, mais je ne puis pas assigner l'époque où l'on a dû les séparer des autres maladies locales.

XI. 4° L'agrégat humain est chimiquement constitué de molécules hétérogènes retenues par des liens vitaux, et qui se sépareraient promptement si la force vitale ne les maintenait pas dans leur assor-

timent. Or, il y a des *maladies qui consistent en une
altération de cette constitution chimique, provenant de
ce que l'usage des choses non naturelles est irrégulier,
et de ce que la force vitale ne compense pas les imperfections.*

HIPPOCRATE avait soigneusement étudié ces maladies. Sa théorie générale de ces sortes d'états morbides était celle-ci : quand l'agrégat vivant est chimiquement constitué de la manière normale, l'individu jouit d'une santé parfaite, abstraction faite de
l'état des *enormonta* (1). Si la *nature* maintient cette
constitution dans le même état, il continue d'être
bien portant. Mais si les choses non naturelles n'ont
pas été telles que cela convenait à l'individu; si les
aliments ont péché par la quantité ou par la qualité ;
si l'air a introduit dans le corps des miasmes vicieux ; si la température a rendu les excrétions trop
abondantes, ou si elle les a retenues dans le système quand elles devaient être expulsées, etc.; et si la
cause active conservatrice ne fait pas des compen-
sations, la constitution du corps doit changer. Il y
a dans le corps, dit HIPPOCRATE, suivant la langue
de la vieille chimie, de l'amer, du salé, du doux,
de l'aigre, de l'insipide, et une infinité d'autres matières qui ont diverses qualités, selon qu'elles sont

---

(1) On va voir bientôt que, dès l'origine, on a senti que toutes
les maladies ne dépendaient pas de l'altération de la constitution
chimique du corps; que plusieurs avaient leur source dans les
aberrations des *enormonta*.

abondantes ou qu'elles sont fortes. Ces différentes qualités ne s'aperçoivent point, et ne font pas de mal tant que les humeurs sont mêlées, et que, par ce mélange, elles se tempèrent l'une l'autre. Mais s'il arrive que les humeurs se séparent, et qu'elles demeurent dans cet état de séparation, alors leurs qualités deviennent sensibles, et par là incommodes (1).

XII. 5° Cette disposition vicieuse de la constitution chimique du corps, quand elle est stationnaire, et qu'elle est assez évidente pour qu'elle puisse être aperçue par les formes et par la couleur de la surface, prend les noms de *cachexie*, de *cacochymie*, de *pléthore*, suivant diverses circonstances que je néglige ici. Mais comme la conservation de la constitution est dans les attributs de l'*impetum faciens*, le désordre manifeste dans ce pouvoir ou une impuissance, ou une opération vicieuse. D'ailleurs, ce qui prouve que cette cause vitale influe dans la production de ces maladies, c'est que les imperfections de l'exercice des choses non naturelles n'amènent pas infaillible-ment les maladies ; il est beaucoup d'individus chez qui les impressions malfaisantes sont éludées ; d'où il s'ensuit que nous ne pourrions pas produire ces sortes de maladies à volonté.

On voit que les incommodités de ce dernier genre sont des maladies destructrices : mais il en est où il existe dans le système une tendance vitale à ramener

(1) *De prisca medicina.*

la constitution normale par des opérations naturelles très-compliquées que l'on considère comme des maladies conservatrices. Ces efforts médicateurs ayant pour but de changer la crase vicieuse de la constitution, peuvent porter le nom de *maladies métaboliques* ou *métasyncritiques naturelles*. C'est donc ainsi que nous appelons :

XIII. 6° *Les maladies qui dépendent d'une altération lente survenue dans la constitution intime des solides et des fluides, et dans lesquelles la nature opère divers actes, tels que la fièvre, la suspension de la nutrition et de la sensation instinctive qui en exprimait le besoin, l'augmentation de la soif, des changements dans les qualités physiques des humeurs et dans celles des chairs, des mouvements fluxionnaires vers un ou plusieurs points, etc., et dont les résultats sont des évacuations insolites, le retour des qualités physiques à l'état normal, et la convalescence.*

La considération des maladies où un phénomène essentiel est l'altération de la constitution chimique des parties contenantes ou contenues, a donné lieu à des contestations. Il faut convenir que, dans l'exercice de la médecine pratique, il y a eu des variations assez considérables dans les croyances théorétiques. A une époque, les vices de la constitution étaient sensés se trouver dans à peu près toutes les maladies ; à une autre époque, on ne tenait aucun compte de ces symptômes : s'il y en avait, ils n'étaient considérés que comme des effets éloignés et

indifférents. Au point de vue où je me suis placé,
les cas particuliers me deviennent étrangers. Je vois
les choses en principe général. Je compare les traditions médicales avec les faits que nous avons tous
pu observer journellement : cela nous suffira pour
arrêter chaque proposition.

Les *continentia* et les *contenta* sont-ils susceptibles
d'altérations dans leur substance pendant la vie ?
Cela ne peut pas être mis en question. Nous savons
que les chairs des animaux d'une même espèce changent de couleur, d'odeur, de saveur, suivant les
climats, la température, la manière de vivre, les
aliments. Plusieurs de ces différences se remarquent
dans l'homme, et l'analogie nous fait penser que les
autres sont pareilles.

Il est vrai que ces changements, appréciables par
la chimie, sont arrivés par des causes et des lois fort
différentes de celles qui constituent le code de cette
science. Par conséquent, c'est la *nature* vivante qui
produit les résultats ; mais elle n'a pas ordinairement
assez de force pour vaincre complètement les substances alibiles, et leur faire perdre leurs qualités
primitives ; ou bien les diverses impressions qui agissent sur elle, la modifient de manière qu'elle imprime aux fluides et aux liquides les changements
spéciaux dont je parle.

Ces altérations chimiques qui changent la couleur
de la peau, l'odeur des excrétions, le teint du visage,
le goût de la salive, sans s'accompagner d'aucune

incommodité, peuvent être considérées comme le premier degré de la cacochymie ou de la cachexie, qui, arrivées à un haut degré, s'accompagnent toujours de divers symptômes dont la terminaison coïncide avec celle de ces diathèses humorales.

La cacochymie est un état précaire; si le système a une force vitale suffisante, il se passe dans toutes les parties des mouvements intimes qui changent cette *crase* (constitution). C'est un des actes *médicateurs* reconnus dans tous les temps. Celui-ci est à proprement parler la *métasyncrise* naturelle, c'est-à-dire une *récorporation*, une amélioration spontanée de la constitution chimique du corps en une crase meilleure.

Ce changement se fait quelquefois d'une manière lente, inaperçue et presque clandestine : c'est cette opération salutaire qui est célèbre dans les anciens livres de médecine pratique, et qui porte le nom de *lysis*. C'est là ce que les praticiens cherchent à provoquer par l'usage des remèdes qu'ils appellent *altérants*. Mais assez souvent la *nature* vivante entreprend la *récorporation* avec un appareil de symptômes graves, pénibles, impétueux, quelquefois redoutables, et sous la forme d'une maladie aiguë. Parmi ces symptômes, il y a presque toujours à la fin une évacuation *de ce qui est superflu ou nuisible*, comme dit HIPPOCRATE : et c'est là ce qu'on nomme *crise*.

Ce langage a disparu dans les lieux où la médecine interne, construite d'après la seule connaissance des maladies traumatiques (et par conséquent d'après le

point de vue *cryptoristique*), a envahi la littérature
médicale. Mais il doit reparaître lorsque la médecine
fondée sur la connaissance des *enormonta*, aura repris
son ascendant. Cet idiome est toujours ici en usage,
grâces aux maîtres qui sont plus spécialement chargés
de conserver et de propager les principes de cette
science. Je vois dans les journaux qu'à Paris même,
les réformateurs parlent de *dépravation des humeurs,*
d'altération des fluides. Ce sont les avant-coureurs du retour de certaines vérités que l'on avait exilées, que la
pratique médicale rappelle, et qui vraisemblablement
seront exprimées par les mêmes mots (1). Au reste,
quoi qu'il en soit du son qui réveillera ces idées dans
votre esprit, vous ne tarderez pas à vous convaincre
de leur réalité. Dès que vous exercerez votre art,
vous trouverez des faits de ce genre. Tantôt un vieillard
sédentaire qui ne transpire presque plus, et qui, deux
ou trois fois l'an, éprouve un catarrhe spontané, où
vous ne verrez qu'un besoin d'expulser des humeurs
muqueuses dont la présence incommodait l'individu,
et dont l'excrétion a amené une santé complète. Tantôt
un homme que la misère a fait tomber dans la leuco-
phlegmatie, dont la guérison ne peut se faire qu'au
moyen d'une diète restaurante et d'une vie aisée,
qui doivent rendre à la nutrition les matériaux ab-

---

(1) L'*existence*, la *multiplicité*, la *complexité* et l'*obscurité* des
cachexies sont reconnues par M. PARISET, dans son éloge de DUPUY-
TREN, prononcé en séance publique de l'Académie royale de médecine, le 9 Août 1836.

sents, et à la *nature* la vigueur qui lui est indispensable pour les distribuer convenablement. Tantôt un homme dont le teint est devenu jaunâtre (1) après avoir été exposé à la chaleur de l'été et à des travaux pénibles, et qui ne recouvre sa couleur naturelle (*euchroea*) qu'après avoir éprouvé une fièvre gastrique, ou un choléra-morbus ordinaire.

On peut ranger entre les maladies cachectiques, c'est-à-dire provenant d'une altération générale de la crase du système, la maladie dont mourut une sœur de l'évêque Huet (2). Elle était religieuse dans un monastère de l'ordre de St-Dominique. Par une dévotion mal entendue, elle résolut de s'abstenir entièrement de boire. « Toutes les parties de son corps » furent troublées dans leurs fonctions, et la peau » fut si brûlée, qu'elle devint noire et sèche comme » un parchemin. » On aurait pu la sauver peut-être, si l'on avait connu la cause de ce mal ; mais elle ne la déclara que lorsqu'il n'était plus temps.

XIV. 7° Il existe une sorte de maladies dont la cause se trouve dans des modes inconnus de la nature humaine. Cette puissance qui conserve le système, qui est le principe de l'individualité, de l'ensemble et de la sympathie des parties, qui gouverne et proportionne les molécules importées et exportées, qui répare les désordres et réunit ce qui avait été vicieusement séparé : cette même puissance est sujette

----

(1) *Cacochroos*.
(2) HUETIANA, CXVIII, p. 323.

à changer de tendances, à produire des symptômes, à créer des maladies de diverses formes, dont l'intensité et le danger sont variables, depuis l'indisposition la plus légère jusqu'à la mort la plus prompte. Ces tendances n'ont aucun rapport avec les besoins connus. Elles ne répondent pas à des impressions faites sur le corps ; et si des criminels étaient à notre disposition, de sorte que nous pussions exercer sur eux toutes les expériences que notre curiosité nous suggérerait, il ne nous serait pas possible de faire naître à volonté ces modes dans l'agrégat vivant. Exemples : une épidémie insolite, comme le choléra asiatique ; une épilepsie essentielle ; la goutte ; un rhumatisme aigu.

Ces modes morbides paraissaient aux yeux d'HIPPOCRATE de ces faits inexplicables qui surpassent nos conceptions. Quand il voulait s'élever à cette notion, incapable de remonter jusqu'aux besoins intimes de l'agrégat vivant, il avait pris le parti d'énoncer les faits de ce genre, en y insérant une inconnue qu'il exprimait par ces mots : *to theïon*, *quid divinum*. Comme pour dire : « je ne vois pas ici une action » salutaire de la *nature* qui rétablit la constitution » chimique et normale du corps : il y a une cause » dont je ne devine ni l'essence ni le but. »

Quelques personnes médiocrement instruites de la langue grecque, se sont imaginé qu'HIPPOCRATE attribuait à la divinité les maladies qu'il n'avait pas pu expliquer par des impressions malfaisantes, ou par l'altération de la crase du système ; et elles en ont conclu qu'il était superstitieux. Mais des philologues ont convenu que souvent *to theïon* signifiait une chose merveilleuse, étonnante (1). Des commentateurs et des lexicographes médecins, ont déclaré que le père de la médecine emploie ces mots pour exprimer quelque cause très-digne d'attention et tout-à-fait incompréhensible, de telle sorte que, non-seulement elle n'est pas à la portée des sens, mais encore impossible à saisir par l'imagination (2). Ainsi, HIPPOCRATE a qualifié de *quid divinum* la chose inconnue et inconcevable qui se trouve dans l'action des choses non naturelles sur l'homme, au moment où il s'engendre une maladie de celles que l'on nomme spontanées.

On voit par là qu'HIPPOCRATE a vu une différence entre les maladies que j'ai nommées cachectiques, et d'autres maladies plus obscures dans leur origine ; mais il n'a pas pu débrouiller cette notion confuse. Il semble n'avoir pas su séparer, dans son esprit, les causes (3) qui ont fait impression sur la *nature vivante*, d'avec la *nature* elle-même : comme s'il n'avait pas aperçu la limite du *moi* de cette individualité et de son *non-moi* ; comme si, malgré lui, il avait été imbu de quelques opinions éléatiques.

C'est cette notion vague, indéterminée, d'une maladie qui ne ressemble aux précédentes, ni par les

---

(1) Dict. grec-français de M. ALEXANDRE.

(2) V. GORRÆUS CASTELLI.

(3) V. GORRÆUS.

causes, ni par la marche ; qui n'est point une simple réaction locale contre une impression malfaisante ;
qui ne consiste pas en une altération de la constitution chimique normale du corps ; qui ne se forme
pas d'actes successifs capables de rétablir une constitution vicieuse ; mais où l'on reconnaît une viciation directe de la *nature* humaine, un mode morbide
qui se manifeste par une réunion spéciale de symptômes simultanés ou successifs : c'est cette notion
obscure, dis-je, qui occupait HIPPOCRATE dans l'é-
tude des épidémies et des autres maladies spontanées,
et qui était le premier rudiment de l'idée que nous
pouvons appeler une *affection morbide*.

GALIEN, inférieur à HIPPOCRATE sous le rapport
du génie, mais plus exercé aux détails des opérations mentales, et digne élève de PLATON et d'ARIS-
TOTE ; GALIEN considéra la *nature* humaine seule,
isolée, sans penser aux causes qui ont pu la modifier dans le cas dont je m'occupe. Il vit que dans
cet état morbide le système vivant est imbu d'un mode
vital pathologique spécial qui se montre par des
symptômes dont l'ensemble lui est propre. Ce mode
est ce que GALIEN a nommé *affection*, et il recommande de bien distinguer cet état vital d'avec les
phénomènes qui en sont la manifestation ou la maladie. Parmi les modernes, l'homme qui me semble
avoir le mieux fait sentir cette distinction, c'est
FERNEL qui, en comparant l'affection morbide avec
une passion morale, nous a fait comprendre sans

peine la différence qui existe entre le mode morbide et ses effets sensibles. En effet, tout comme, dans
le monde psychologique , un chagrin peut exister
avec ou *sans* les larmes qui en sont la manifestation ;
le besoin de rire *avec* ou *sans* le rire ; une pensée
avec ou *sans* son expression verbale : de même, dans
le système de la *nature* vivante , il peut exister un
génie périodique, avec les accès fébriles qui le manifestent , ou bien en puissance ; une affection épidémique qui se montre par une maladie , ou qui tue
subitement l'individu sans corrompre, par ses symptômes, les parties contenantes et les parties contenues ;
une goutte en puissance qui est toujours dans l'ensemble vital, et ne se montre, par ses attaques propres,
qu'à des intervalles de plusieurs années.

C'en est assez , je pense , pour vous faire concevoir
ce que sont les maladies *affectives*, et pour les mettre
en opposition avec les maladies paratrophiques, et
avec les réactives. Quant aux maladies de la constitution chimique , soit cachectiques stationnaires, soit
récorporatives, elles peuvent avoir un certain rapport
avec les affections morbides dont je parle , puisque,
dans les premières, la force vitale est dans un état insolite qui trouble l'ordre des fonctions. Mais l'esprit
sépare aisément ces deux sortes de modes pathologiques. Pour rendre toute ma pensée, je me permets
de la préparer par une comparaison. Dans le sens intime , nous distinguons très-bien des états défavorables internes , d'après leur source et leur tendance.

Ainsi , nous ne confondons pas l'état pénible qu'il
éprouve lorsqu'il subit une sensation ingrate , une
douleur physique , ou un labeur fatigant entrepris
par raison , avec une passion déréglée que rien ne
justifie. La morale flétrit les penchants excessifs qui
proviennent de la concupiscence ; mais il est des états
d'exaltation dont l'écriture dit *irascimini et nolite pec-
care*. De même nous pouvons concevoir des modes
pathologiques qui se ressemblent à certains égards ,
et qui diffèrent sous des points de vue plus essentiels.
C'est ainsi que je sépare les maladies cachectiques
et récorporatives , d'avec les affections morbides proprement dites , eu égard à leur source , à leurs causes,
à leur tendance ; et si l'on veut les renfermer toutes
dans une même catégorie, on sent au moins en quoi
consiste la nuance qui ne permet pas de les confondre.

Les affections morbides n'ont jamais été conçues
par certains réformateurs. Ces modes pathologiques
de l'individualité vitale sont les idées autour desquelles se rangent les caractères essentiels observés par
les nosologistes. Les symptômes ne sont pas plus isolés
dans l'esprit du médecin , que ne le sont les caractères
des passions dans celui d'un peintre qui représente
une scène pathétique. C'est de l'unité vitale que partent les symptômes , comme les schématismes d'un
système passionné partent du sens intime (1).

---

(1) C'est ce que j'ai cherché à faire comprendre dans la 4ᵐᵉ partie
de mon *Essai sur l'Iconologie médicale.*

M. BROUSSAIS veut que les symptômes de la maladie dérivent de l'inflammation d'un organe. A la place de cette unité abstraite, qui est un fait inexplicable, il substitue une hypothèse bien concrète. Il met les nosologistes dans l'alternative d'adopter son inflammation locale, ou d'admettre des *entités* imaginaires (1). Mais une pathologie fondée sur son principe ressemblerait à la phrénologie ; elle en aurait la solidité, la certitude, et vraisemblablement la considération. Je ne crois pas que les médecins hippocratiques aspirent jamais à de pareils avantages.

Une chose digne de remarque, c'est que l'hypothèse des réformateurs n'est point, de leur aveu, la clef des maladies. « Ce n'est pas assez, dit M. BROUS-
» SAIS, de savoir quel est l'organe malade, il faut
» encore déterminer *pourquoi* il l'est, *comment* il l'est,
» et de *quelle manière il est possible de faire qu'il ne*
» *le soit plus.* » Or, dans le *pourquoi*, dans le *comment* peuvent se trouver des causes actives qui ont introduit l'altération dans l'organe, et dont le principe d'action est antérieur à l'altération elle-même. C'est dire implicitement que la médecine organique reconnaît des causes qui sont supérieures à l'inflammation locale, et que la supposition de ce mal ne dispense pas le médecin d'étudier le *comment* et le *pourquoi* qui sont en première ligne dans la pathogénie.

_____

(1) Exam. des doctr., t. 2, p. 386.

NEUVIÈME LEÇON.

———

Dans la troisième partie de mon programme, je
ne vous ai point annoncé des idées nouvelles : j'avais
un dessein à peu près opposé. Mon but était de vous
faire voir qu'avec des propositions de tous les temps,
que l'on a pu oublier, mais qui n'ont été contestées
que par des hommes mal informés des faits, on a

construit une médecine pratique conforme à la philosophie la plus sévère ; médecine que des novateurs ont cherché à décrier, mais qu'ils n'ont pas été capables de réfuter.

Attendez-vous donc à entendre des choses qui vous sont connues. Plus elles vous seront familières, pourvu qu'elles n'aient pas été convaincues de fausseté, plus elles fortifieront ma thèse.

Je vous ai entretenus de diverses sortes de maladies. Je vous ai rappelé : 1° les maladies provenant des altérations du mécanisme ; 2° les maladies vitales par réaction ; 3° les maladies paratrophiques ; 4° les maladies provenant de l'altération de la constitution chimique ; divisées 5° en celles que l'on nomme cachectiques ; 6° en récorporatives, ou métasyncritiques spontanées ; et 7° les maladies affectives. Je continue.

XV. *Les* AFFECTIONS MORBIDES *diffèrent entre elles par leur essence, puisqu'elles diffèrent par certains phénomènes sensibles qui les manifestent. La distinction de ces modes internes est l'objet le plus important de la médecine pratique.*

C'est là un des grands services qu'HIPPOCRATE rendit à la science, comme le remarque BARTHEZ (1). Une des Écoles les plus célèbres de son temps, l'École médicale de Gnide, excellait dans l'histoire des symptômes. Décrire chaque cas d'après les phénomènes qui tombent sous nos sens, voilà le but final de leur

---

(1) Discours sur le génie d'HIPPOCRATE.

pathologie. Le médecin de Cos visa à autre chose.
Après avoir reconnu que, dans un grand nombre de
maladies, il y avait un *quid divinum*, il sentit que
l'objet principal de notre art était de comparer les
diverses natures de cet inconnu par l'intelligence,
quoique nos sens ni l'imagination ne puissent pas les
saisir. Puisque en mathématiques les infinis de divers
ordres peuvent être appréciés, et que des inconnues
peuvent entrer dans des calculs rigoureux; puisque
en botanique on peut assigner les degrés de parenté
et d'étrangeté des plantes, quoique l'affinité et l'hé-
térogénéité des êtres vivants soient des notions extrêmement abstraites : ne soyez pas surpris que l'on ait
travaillé à distinguer les *affections* morbides, à reconnaître entre elles des rapports et des dissemblances.

La distinction se reconnaît par un grand nombre
de phénomènes appréciables, tels que les symptômes
de chaque affection, sa marche, sa terminaison, ses
causes éloignées, les changements qu'elle subit par
l'influence des choses non naturelles, comme l'abré-
viation de sa durée, sa prolongation, son affaiblissement, son augmentation. Les affections morbides ne
peuvent être connues que par l'observation directe,
et par des comparaisons. Pour peu que vous ayez
réfléchi sur les manières d'agir des agrégats vivants,
vous savez que chaque espèce de phénomène vital
présente des formes différentes dans divers individus,
et même dans les diverses reproductions du même
phénomène chez le même individu. Il suit de là que

chaque affection doit être soumise au point de vue *troponomique*, afin que la statistique qu'on en fera puisse nous en fournir les lois les plus constantes.

C'est à cela que se sont appliqués les bons médecins de tous les temps. Les observations particulières des praticiens, consignées dans leurs ouvrages, ou dans les collections académiques, ne sont, pour la plupart, que les éphémérides des affections, le journal des formes constantes et variables de ces phénomènes.

M. BROUSSAIS, qui n'a pas pu reconnaître la théorie des affections morbides, fait une objection bien singulière. Il critique BARTHEZ, mais son reproche s'adresse ici à tous les médecins hippocratiques, puisque le mot principe vital est absolument identique avec l'*impetum faciens*, l'*enormon*, la *nature* vivante d'HIPPOCRATE (1). « Dire que les maladies *dépendent de* » *l'affection du principe vital*, c'est dire qu'elles dé- » pendent de l'affection de la cause inconnue des phé- » nomènes de la vie. Or, si cette cause n'est pas » connue, ses affections ne peuvent l'être davantage. » Donc c'est dire qu'on ne connaît pas la cause des » maladies. Mais de quelle cause veut-on parler ? » pourquoi la cherche-t-on dans l'affection d'une

---

(1) Et par conséquent très-différent de l'âme de STAHL, et de l'archée de VAN-HELMONT, quoi qu'en aient dit plusieurs auteurs; puisque ces dernières dénominations expriment des hypothèses qui font allusion à des causes substantielles : tandis que *principe vital* n'exprime qu'un fait complexe abstractivement formulé.

» chose qu'on a refusé de faire connaître ? » Plus
bas : « Mais, encore une fois, comment constater
» l'action des causes sur un inconnu, et la réac-
» tion de cet inconnu sur les causes, ou, si l'on veut,
» son influence sur les organes, pour produire des
» maladies, puisque l'on convient que les rapports
» de cet inconnu avec ces mêmes organes ne sau-
» raient être appréciés (1). »

A entendre M. Broussais, il faudrait regarder
comme impossibles la psychologie et la morale. Car
si l'on ne connaît la nature du *sens intime*, ni de
l'action de cette cause sur les organes, ni de celle
des organes sur la cause, il faudra dire, d'après lui,
que nous ne pouvons rien connaître d'utile dans le
système psychologique d'un individu, et qu'il ne nous
est pas permis de chercher à modifier son sens intime, ni de prétendre gouverner sa conduite. Cette
objection est un vice de raisonnement, un paralogisme
qui doit vous frapper. Quoique nous ne connaissions
pas l'essence de la cause que nous étudions, nous
connaissons ses manières d'agir, en contemplant les
organes où elle se manifeste. Nous connaissons, par
le même moyen, l'influence que les objets extérieurs
exercent sur elle *médiatement*, par l'intermédiaire des
organes. Enfin, nous connaissons, toujours expéri-
mentalement, les changements que les objets qui sont
à notre disposition peuvent amener sur cette cause,

_____

(1) **Exam.** des doctr., t. 2, p. 361.

soit dans l'état normal, soit dans le cours des affections. Je suis persuadé que M. Broussais n'administre
l'opium, le quinquina, le mercure qu'en vertu de
ces connaissances acquises de la même manière.

XVI. *Les médecins doivent étudier dans chaque affection morbide, d'après la connaissance qu'ils ont de son
caractère, si elle tend à se résoudre d'elle-même, ou si
elle peut durer indéfiniment.*

Il est des affections qui, après avoir duré quelque
temps, se résolvent spontanément. La petite vérole,
une fièvre intermittente printanière, peuvent servir
d'exemple. Il en est d'autres qui n'ont point une durée
déterminée, qui peuvent subsister autant que la vie,
ou assez souvent ne se dissiper spontanément qu'à
l'occasion des grandes révolutions des âges, ou de
quelque perturbation fortuite. La syphilis, l'affection
scrofuleuse, la goutte, sont de ce nombre.

Il ne faut pas ignorer que ces affections peuvent
néanmoins s'éteindre, sans que l'on en puisse assigner les conditions. Ce que je dis est encore une vérité que personne ne conteste. Le cancer est au nombre de ces affections que l'on appelle indéfinies. Vous
savez que les médecins ont assez souvent recours à
l'extirpation des tumeurs de cette sorte. Comment
raisonnent-ils quand ils agissent ainsi? Ils pensent
que l'affection a duré pendant un certain temps; qu'ensuite elle a pu s'évanouir; qu'on peut le présumer
quand la tumeur est stationnaire. Il arrive quelquefois que le malade est guéri sans retour; ces résultats

ont prouvé que le système vital, autrefois malheureusement modifié, était revenu à l'état normal.

XVII. *Dans les affections morbides, il faut connaître tous les symptômes externes et internes qui s'y passent et qui en sont les effets assez fréquents et assez liés à ces causes, pour pouvoir les considérer comme leurs caractères. La séméiotique ordinaire n'est pas le seul moyen employé à cette recherche : l'anatomie pathologique a toujours paru fort utile pour perfectionner le signalement de chaque sorte d'affection. Aussi, on l'a cultivée dès que les circonstances l'ont permis.*

Dans la pratique médicale, on recherche avec soin les altérations qui peuvent avoir lieu dans les parties internes. Cette étude a trois objets : 1° celui de déterminer le caractère de l'affection morbide, en tant que l'altération locale sert à le manifester : ainsi, dans une pleurodynie, une douleur musculaire du thorax me fait présumer que l'affection est rhumatismale ; tandis que la douleur de la plèvre ou du tissu pulmonaire me présente plutôt l'idée d'une affection bilieuse ou d'une affection phlogistique. 2° La seconde étude est de distinguer dans les symptômes de la maladie ceux qui proviennent de l'altération locale, d'avec ceux qui proviennent de l'affection. Ce discernement est depuis long-temps prescrit dans la médecine pratique, puisque, de temps immémorial, on nous recommande de ne pas confondre les symptômes primitifs avec les symptômes des symptômes. Ainsi, dans une maladie où il y a tendance à des évacuations alvines critiques, un pouls intermittent exige une attention particulière pour chercher à connaître si ce symptôme est le témoignage d'une affection formidable, ou s'il provient d'une tendance fluxionnaire et salutaire vers les intestins. 3° Le troisième objet est de connaître l'organe que la manifestation de l'affection morbide menace, afin d'en détourner le danger si cet organe est important.

XVIII. Pour bien saisir la proposition suivante, il faut se rappeler l'ancienne division des symptômes, en 1° actifs, 2° anénergétiques (1), et 3° opératifs. Les premiers sont ceux qui consistent en des *mouvements* morbides, comme des convulsions ; en des changements passagers de développement, sans qu'il y ait aucune altération dans la substance des humeurs ni des parties, comme l'épanouissement, le resserrement, la rougeur, la pâleur. Les seconds sont les symptômes qui se montrent par la diminution ou la cessation des actes de la force vitale. Les derniers sont ceux qui consistent dans l'altération de la substance liquide, fluide, ou solide du corps vivant, comme on le voit dans l'inflammation, dans une transformation, dans la corruption des humeurs, dans la viciation des émanations exhalées, etc. Cela dit : *Les affections morbides sont divisées en deux grandes classes, suivant les caractères que présentent les symptômes par*

---

(1) *Anenergesia*, inefficacité, inaction, inertie.

lesquels elles se manifestent. 1° *Celles qui ne se montrent que par des symptômes* ACTIFS, *ou par des symptômes* ANÉNERGÉTIQUES, *sont appelées* MALADIES NERVEUSES; 2° *celles qui ne se montrent que par des symptômes* OPÉRATIFS, *sont dites maladies* HUMORALES *ou* AVEC MATIÈRE. Je ne pense pas que cette distinction ait jamais été contestée. La formule par laquelle je l'exprime me paraît avoir un avantage sur quelques autres, en ce qu'elle établit la différence sans avoir recours à une hypothèse. Les caractères distinctifs ne sont que des faits généraux. De plus, j'y trouve le moyen de mettre une ligne de démarcation entre l'éréthisme, l'irritation d'une part, et la phlogose, l'inflammation d'une autre, que les novateurs ont voulu considérer comme un seul mode variable en intensité.

XIX. *Les symptômes ne sont pas toujours liés également avec l'intérêt de l'affection morbide. Tel symptôme l'entretient ou l'augmente, tel autre en favorise la résolution. Il est difficile de donner des règles générales sur cet objet; mais, dans la pratique, le médecin doit être attentif à rechercher cette relation dans chaque cas, afin de savoir s'il doit favoriser ou empêcher un tel symptôme.*

Exemples. Les accès d'une fièvre intermittente sont l'expression d'une affection morbide. L'expérience prouve que le quinquina débarrasse assez souvent le malade et des accès et de l'affection. Mais l'observation nous fait voir que, dans certains cas, ce même moyen ne fait que supprimer les accès, qu'il laisse l'affection toujours dans le même état, et qu'il la prolonge in-

définiment, s'il est employé à empêcher obstinément
le développement des paroxismes. Le malade demeure
languissant ; la fièvre devient erratique ou hectique, et
l'on est réduit à faire des vœux pour le retour d'une
fièvre intermittente périodique : j'ai sous mes yeux dans
ce moment un cas de ce genre. L'engorgement de la
rate paraît quelquefois entretenir la fièvre intermittente. Mais, dans quelques cas, la fièvre est le seul
moyen de résoudre la tumeur. Les accès épileptiques
sont regardés comme propres à entretenir l'affection
morbide, par une sorte d'habitude. Cependant il
arrive assez souvent qu'ils sont utiles pour satisfaire
à des besoins du système, de telle sorte que la suppression de ces secousses amène quelquefois un trouble
général qui fait souhaiter la répétition des attaques.
J'ai cité un cas de ce genre dans mon Traité des Hémorrhagies. Les bubons de la syphilis sont-ils utiles
pour affaiblir l'intensité de l'affection, ou sont-ils
propres à la nourrir par une sorte de contagion per-
pétuelle ?

XX. Depuis quelque temps on a voulu bouleverser
les idées que les anciens avaient touchant l'origine de
la fièvre dans le système vivant ; mais les médecins
hippocratiques avaient poussé si loin leurs recherches
sur ce sujet, qu'il est bien douteux que les novateurs
aient pu leur rien apprendre à cet égard. La série de
phénomènes qui composent la fièvre constitue une
fonction pathologique qui est susceptible de formes
diverses. Ces formes ne sont pas indéfinies : leurs

symptômes et leur marche ont assez de constance pour
qu'elles puissent être soumises à une histoire naturelle. Comme un acte complexe de cette sorte ne peut
se voir que dans le système tout entier, il ne peut
être conçu que comme l'expression d'un mode morbide de l'individualité vitale, ou de la *nature* vivante.
C'est donc dans cette force que réside le pouvoir d'exécuter ce phénomène successif.

Puisque la fièvre n'est pas un phénomène spontané
et normal, toutes les fois qu'il se forme, on est obligé
de se demander quelles sont les causes qui ont déterminé la *nature* à l'opérer. On en connaît au moins
de trois ou quatre sortes. 1° Dans tous les temps,
on a vu qu'une altération d'une certaine intensité,
survenue dans un point, provoque souvent la fièvre.
Citons pour exemples de ce résultat la fièvre traumatique ; la fièvre qui s'allume lorsqu'un phlegmon
s'établit et se développe dans une partie. Ces fièvres
sont nommées *symptomatiques*.

2° Il y a des fièvres qui précèdent des symptômes
opératifs engendrés par la force vivante dans quelque
point du système. Personne n'ignore que l'éruption
de la petite vérole et de la rougeole est précédée
d'une fièvre d'*incubation*. L'érysipèle, la scarlatine,
le catarrhe, l'esquinancie tonsillaire périodique, pré-
ludent presque toujours par une fièvre d'un ou de
plusieurs jours. Il en est de même de la gangrène
spontanée, de celle que les auteurs ont nommée
escarhose critique. Il faut bien se garder de con-

fondre ces fièvres avec les symptomatiques : elles portent le nom d'*exanthématiques*, comme coopérant à la formation d'une fluxion spontanée.

3° Dans un grand nombre des maladies dites récorporatives, on voit la fièvre figurer parmi les phénomènes qui amènent le résultat. Ainsi, une attaque de goutte régulière, le rhumatisme aigu, l'établissement de la lactopoïèse chez la nouvelle accouchée, la courbature, les efforts médicateurs aigus que préparent les évacuations par le tube digestif, par la peau, ou par d'autres voies naturelles, s'accompagnent ordinairement d'une fièvre plus ou moins intense, qui paraît contribuer beaucoup à l'accélération de cette fonction pathologique. Ces fièvres sont, par leur destination, analogues aux exanthématiques : aussi les appelons-nous ordinairement *synergiques*.

4° Les affections morbides ne sont pas toujours légitimées par les besoins du système, pas plus que les affections morales ne sont toujours le résultat de la raison. Il y a des affections vitales dont il est impossible de déterminer la raison suffisante, et qui s'expriment par les formes de la fièvre. L'acte fébrile est le premier et le principal symptôme de ces affections ; les altérations locales qui peuvent s'y trouver ne sont qu'accidentelles, ou que des effets. Toute fièvre qui est le résultat d'une affection morbide *spontanée*, a été appelée de tous les temps fièvre *essentielle*. Pour peu qu'on la compare avec une fièvre synergique ou exanthématique, et avec une symptomatique, on sent la nécessité de la distinguer des autres, et d'établir pour elle une catégorie particulière. Citons pour exemples des fièvres essentielles, la fièvre ataxique aiguë de Selle, la lente nerveuse d'Huxham, l'adynamique de Pinel, l'éphémère simple, la synoque, les intermittentes.

Les fièvres symptomatiques sont toujours à peu près les mêmes. Leur durée et leur intensité sont ordinairement proportionnelles à l'intensité et à la durée de la lésion locale qui les a occasionnées. Les fièvres exanthématiques, et en général les synergiques, ne se présentent pas tout-à-fait ainsi. Outre que leur marche est liée à celle des opérations pathologiques, où elles sont coadjutrices, elles reçoivent, de l'état actuel de la force vitale, une modification particulière plus ou moins sensible. Ainsi la fièvre primitive d'une petite vérole simple présente des caractères spéciaux. Elle n'est pas confondue avec la fièvre secondaire. Une fièvre pleurétique ne ressemble pas aux fièvres gastriques, indépendamment même des fluxions respectives qui les constituent ; une fièvre pneumonique bilieuse diffère de la fièvre pneumonique inflammatoire exquise. Quant aux fièvres essentielles, elles varient suivant la différence des affections morbides dont elles sont la manifestation. La synoche simple, le *synochus*, le *causus*, le typhus, les fièvres intermittentes, les fièvres larvées, les intermittentes pernicieuses, etc., ont des caractères spéciaux qui les signalent, et il n'y a pas de praticien instruit qui ne les distingue.

Quels que soient les changements introduits dans le langage, suivant les théories des divers siècles, ces idées fondamentales sont restées les mêmes depuis longtemps. Si tout n'est pas clair dans HIPPOCRATE, il n'en est pas de même dans GALIEN. Entendez son idiome et vous reconnaîtrez ces divisions, que le médecin de Pergame croit avoir été tirées d'HIPPOCRATE lui-même. « La chaleur fébrile est allumée tantôt par les esprits, » tantôt par les humeurs, tantôt par les parties ani- » males solides....... » Cette distinction des sources de la fièvre fait allusion à l'analyse de la constitution de l'homme par HIPPOCRATE. « Les parties con- » tenantes, ajoute GALIEN, sont les parties solides du » corps ; les parties contenues sont les humeurs ; l'im- » petum faciens est l'esprit (1). » Voyez-vous là autre chose que la distinction des fièvres en celles qui proviennent de la réaction des parties vivantes, en celles qui proviennent de la constitution chimique du système qui a besoin d'une récorporation, et en celles qui partent directement de la force vitale morbidement affectée ?

Les médecins qui se donnent le titre de physiologistes ont cru faire une découverte en détruisant cette distinction, et en soutenant que toute fièvre est symptomatique, qu'il n'en est pas une qui ne soit une

----

(1) GAL. PERG. De differentiis febrium, lib. 1, cap. 2.

réaction provenant d'une altération locale. Cette hypothèse est celle à laquelle ils tiennent le plus, et au milieu des ruines qui les entourent, ils veulent encore se défendre dans ce retranchement.

Pour prouver une telle assertion, il faudrait au moins pouvoir montrer ; premièrement, que, dans toute fièvre, il y a une altération locale ; secondement, que cette altération topique est antérieure à la naissance de la fièvre, comme on le voit dans les fièvres symptomatiques des chirurgiens. Or, comment établir ces preuves dans les fièvres exanthématiques, dans les synergiques et dans toutes celles que les praticiens nomment essentielles ? Ils parlent d'extispices : mais outre que les ouvertures des cadavres les démentent à tout instant, il est impossible que l'examen cadavérique nous instruise de l'époque des désordres locaux qui peuvent s'y trouver. Soutenir donc que la fièvre est toujours le résultat du mal local, c'est se servir d'une hypothèse pour fonder une science pratique, et assurer une opinion qu'il est impossible de démontrer.

Aussi, dès qu'elle a été énoncée, non comme une conjecture, mais comme un dogme médical, les hommes instruits l'ont repoussée, sans égard à l'école où ils ont été élevés. Par exemple, M. ALIBERT a fait sa protestation dès l'année 1817 (1). En 1820 ,

---

(1) V. la Nosologie naturelle , avertissement.

M. Pariset ne manqua pas de nous faire voir que
dans la fièvre jaune qu'il était allé étudier à Séville
et à Cadix, l'appareil fébrile était complet avant qu'il
se fût prononcé aucun symptôme local : d'où il conclut que la maladie partait du système entier, et que,
par conséquent, les symptômes locaux étaient secondaires (1). M. Bally, en faisant l'*Histoire médicale
de la fièvre jaune observée en Espagne, et particulièrement en Catalogne*, en 1821 (2), n'a pas manqué
de faire remarquer que la fièvre et tous les symptômes primitifs se sont fortement prononcés avant que
l'on ait soupçonné l'altération d'un des organes que
la maladie affecte assez souvent. Il faut même noter
que le vomissement noir, qui est constant, et que les
organiciens ont regardé comme le résultat d'une inflammation de l'estomac, a existé quelquefois sans
qu'à l'extispice on ait trouvé aucune trace d'inflammation dans le ventricule (3). Autre remarque dans
cette épidémie : on a vu presque toujours une ra-
chialgie fort incommode qui cependant n'a pas empêché les mouvements des extrémités, tant inférieures
que supérieures. Les médecins français s'attendaient
à voir des désordres dans la moelle épinière ; cepen-

---

(1) Voyez les éloges que M. Pariset donne à un mémoire de M.
Velasques sur cette maladie, dans les *Observations sur la fièvre
jaune, faites à Cadix en 1819, par MM.* Pariset *et* Mazet ; Paris,
1820, pages 9 et suivantes.
(2) Paris, 1823, page 394.
(3) *L. c.*, page 351.

dant à peine ont-ils rencontré quelquefois des soupçons d'une altération anatomique dans la queue de
cheval. Quand il faut conclure sur l'origine de cette
fièvre, ils arrivent à ce résultat : « On ne peut donc
» s'empêcher de croire que les sources de la vitalité
» générale qui préside à l'ensemble et à l'harmonie
» des fonctions, ne reçoivent des atteintes profondes;
» *atteintes qui sont d'une autre nature que les lésions des*
» *organes, ou au moins qui ne s'expriment pas par des*
» *signes saisissables* (1). »

Il y a quelques années que l'empereur de Russie
fut atteint d'une fièvre synoque, dont l'intensité fut
assez forte pour que les médecins eussent jugé à propos
de prescrire la saignée. Dans les bulletins journaliers
et officiels publiés par les journaux, nous avons vu
plusieurs fois que la fièvre était forte, mais que,
malgré les explorations les plus scrupuleuses, les médecins n'avaient pas pu reconnaître la moindre apparence d'inflammation locale.

On voit donc que la réduction de toutes les fièvres
à une réaction provenant d'une altération locale, n'est
point un principe général acquis et professé par les
notables de la science ; que c'est une opinion ha-
sardée, impossible à prouver, confinée dans une secte
déjà presque éteinte; que la traduction d'une fièvre
simple et essentielle en *une gastro-entérite*, est un
idiotisme du jargon de la secte, et que le corps mé-

_____

(1) *L. c.*, page 453.

dical, convaincu de la solidité des distinctions établies depuis seize cents ans, n'a garde d'adopter ni cette alloglossie, ni l'hypothèse qu'elle renferme.

XXI. Parmi les maladies fébriles aiguës, on trouve fréquemment un *état grave, dangereux, que l'on appelle assez souvent malignité*, et qui tantôt paraît être un *épigennème*, et tantôt un état essentiel. C'est une affection morbide digne de la plus grande attention. STAHL a traité de la malignité dans une dissertation dont voici le titre : *De malignitatis præprimis febrilis indole*. HALL. 1702. Suivant lui, les caractères de cet état sont : sentiment de fatigue sans raison extérieure ; prostration des forces ; pouls extrêmement faible, et insensibilité. Ce signalement ne me paraît pas suffisant. Cet état porte différents noms, dont chacun a été tiré d'un certain nombre de symptômes. Les plus ordinaires de ces noms sont : 1° état typhoïde ; 2° ataxie ; 3° malignité ; 4° état pernicieux ; 5° *mali moris*.

1° Ceux qui l'ont nommé état typhoïde, comme HIPPOCRATE, ont porté leur attention sur ces phénomènes : lorsque le malade est aussi éveillé qu'il est possible, la liaison qui devait exister entre le sens intime et le système vital, est considérablement affaiblie ; ces deux agents ne coopèrent plus normalement : d'où, stupeur, ivresse, *scotos* ou *caligo*, somnolence, non conscience du sommeil, délire ou *subdelirium*. 2° Le mot *ataxie* fait allusion aux symptômes suivants : le système vital exécute des actes sur-ajoutés à la maladie primitive, comme exaltation morale, agitations extrêmes, quelque douleur atroce dans un point; il y a irrégularité dans la succession des symptômes; soubresauts des tendons; pouls spécial appelé nerveux. Il y a des rémissions et des exacerbations, mais elles sont sans ordre. Les réactions contre des impressions sont ou excessives ou extrêmement faibles. (Point de stabilité d'énergie.) 3° Le mot malignité a été employé en deux acceptions différentes. A. Une maladie a été appelée maligne à cause de l'intensité des symptômes accessoires ou épigennèmes; d'une prostration complète des forces; des défaillances qui semblent menacer le malade d'une mort très-prochaine; du pronostic funeste apprécié par les symptômes actuels, et par les résultats de la statistique. B. Quelques-uns, entre autres PIQUER, tirent cette dénomination d'une certaine perfidie qui semble se trouver dans la succession des symptômes. A ne considérer le malade que dans quelques moments, à n'observer que quelques symptômes actuels, on se rassure, et l'on croit n'avoir affaire qu'à une maladie simple : au milieu de ce pronostic, l'individu meurt.

4° L'expression *état pernicieux* est employée spécialement pour les fièvres intermittentes ataxiques, qui s'accompagnent d'un symptôme très-dangereux, et qui sont appelées à cause de cela *comitatæ*. Ce symptôme, qui offense profondément un organe essen-

tiel (dont les sympathies générales sont fort actives),
est la cause immédiate de la mort.

5° Une fièvre est dite *mali moris*, ordinairement
lorsqu'elle est rémittente, et qu'après avoir paru bé-
nigne, elle présente des paroxismes insolites qui ins-
pirent de la crainte au médecin.

Il y a des fièvres continues qui, dès leur début et
dans le cours de leur durée, présentent la stupeur,
l'ataxie, la malignité. Une maladie de cette forme
est ce qu'Hippocrate paraît avoir nommé *typhus* proprement dit : mais comme cette dénomination n'a pas
été restreinte à un seul mode morbide, il a fallu que
ses successeurs lui donnassent une acception plus li-
mitée. Il me paraît seulement qu'une fièvre de ce
genre porte toujours le nom de fièvre maligne, ou
de fièvre ataxique, quelle qu'en soit la durée ; mais
plusieurs nosologistes ne donnent le nom de typhus
qu'à une fièvre ataxique qui dure au moins trois
semaines, vraisemblablement par respect pour le langage d'Hippocrate. Cependant comme la fièvre ataxique, plus courte, a les mêmes symptômes que la
lente, seulement rendus plus en relief par l'abrévia-
tion et la contraction des modes successifs, je ne crois
pas qu'il y ait un grand inconvénient à désigner ces
deux formes sous le même nom, pourvu que l'on y
reconnaisse les caractères pathognomoniques dont j'ai
fait mention.

Les réformateurs prétendent que le typhus, et en
général les fièvres typhoïdes, doivent être considérés

comme le *traumatisme* d'une inflammation, ou d'une ulcération de quelque partie des intestins.

Ce que l'on peut dire de plus fort en faveur de cette opinion, c'est ce fait que vous ne devez pas méconnaître, mais qu'il faut apprécier convenablement.

GALIEN a vu très-bien que les grandes plaies, les opérations graves pouvaient nuire non-seulement par l'interruption des fonctions de la partie, et par la réaction fébrile, mais encore par un ressentiment général de tout le système vivant, ressentiment qui est une affection profonde : il l'a nommée *blabé*. Ce fait général est confirmé par un grand nombre d'observations faites par les praticiens. Tels sont les accidents mortels qui surviennent quelquefois dans le cours des grandes blessures, et que l'on a considérés comme l'effet de la *résorption du pus*. Je place dans la même catégorie un fait remarqué par DUMAS dans les armées; je veux parler des fièvres intermittentes pernicieuses qui surviennent quelquefois aux soldats grièvement blessés. C'est parfois par une stupeur comme typhoïde que se manifeste l'affection blabéïque remarquée à la suite des blessures d'armes à feu. Ce symptôme formidable, dont les chirurgiens militaires ont beaucoup parlé, leur a paru avoir quelque rapport avec l'empoisonnement.

Cette vérité de fait, cette *affection* profonde de la *nature* vivante, qui est un *to theïon* d'HIPPOCRATE, une *blabé* de GALIEN, me paraît être reproduite par les chirurgiens nos contemporains dans l'expression vague de *traumatisme* qu'ils ont inventée.   14

Mais il faut bien remarquer que cette affection
morbide traumatique n'est point fréquente ; qu'elle
s'observe plus souvent dans les cas où coïncident
plusieurs causes énervantes chez l'individu, comme
des sentiments moraux très-profonds, les fatigues
de la guerre jointes avec l'intempérance ou des excès
vénériens ; qu'il a été impossible d'assigner des conditions qui pussent déterminer *à priori* cet événement. Il a donc fallu reconnaître dans ce phénomène
une disposition individuelle préalable.

Ainsi, quand les réformateurs modernes n'ont
voulu voir dans les fièvres aiguës qu'un traumatisme
provenant d'une inflammation locale, ils n'ont pas
fait attention que, même dans cette hypothèse, il leur
resterait encore à rendre raison de ce mode spécial
morbide surajouté à la simple réaction. S'engage-
raient-ils à produire arbitrairement un phénomène
pareil chez un blessé livré à leurs expériences ?

De plus, l'ouverture des cadavres a fait voir que
le typhus a pu exister chez des personnes où l'on
n'a trouvé aucune lésion quelconque dans le tube
digestif. Ensuite l'on a rencontré des altérations de
toutes les espèces dans les intestins, des dothinen-
térites, des ulcérations de diverses formes, chez des
individus qui sont morts de maladies où n'a point
paru l'état typhoïde (1). En supposant que ces alté-

---

(1) C'est ce que M. Caizergues a démontré souvent par des ouvertures de cadavres. On trouve aussi dans les divers numéros de
la Gazette médicale, estimable et excellent journal rédigé par M.
Guérin, plusieurs faits à l'appui de cette assertion.

rations viscérales soient pour quelque chose dans le typhus, elles n'en sont pas des causes directes. Elles ne sont que des causes déterminantes vagues, ou des causes auxiliaires, dont l'effet est relatif à la prédisposition de la force vitale de l'individu.

Enfin, le traumatisme est une affection de courte durée qui enlève le malade ou qui disparaît dans l'espace de deux ou trois jours. Le typhus passe toujours la première semaine, et parvient souvent à la quatrième, quelle qu'en soit la terminaison.

Conclusion. Le traumatisme ne ressemble pas assez au typhus pour que les fièvres qui portent ce dernier nom puissent être considérées comme des fièvres symptomatiques devenues plus graves par la *blabé* de l'intestin. Tout en reconnaissant qu'une lésion d'un organe important peut, dans quelques circonstances, déterminer une affection grave, mortelle même, ce surcroît de danger ne nous fournit pas la raison suffisante de la forme spéciale du typhus.

212

DIXIÈME LEÇON.

SOMMAIRE.

XXII. Complication des maladies. La complication en chirurgie est la coïncidence de l'altération de deux points différents du corps, ou d'une altération du mécanisme et d'un état morbide de la force vitale. La complication des affections morbides est autre chose. Nous ne pouvons pas nous en former une image. On ne peut qu'en exprimer la réalité. XXIII. Maladies qui dépendent directement d'une asthénie vitale, sans qu'on en puisse trouver l'origine dans une altération physique ou chimique du mécanisme. XXIV. Aveu général de la distinction des causes multiples des maladies, laquelle est la base de la pathogénie. Exemples de la diversité des causes morbifiques des affections, et de la nécessité de ne pas les confondre, sous peine de ne pouvoir point analyser convenablement une maladie interne. Conclusion.

XXII. Avant de quitter la pathologie, il faut rappeler une notion qui est étroitement liée à la théorie des *affections morbides*, et que les réformateurs ne peuvent pas considérer sous son véritable point de vue. Je veux parler de la complication des maladies.

Quand on parle des maladies du mécanisme et des maladies réactives, la complication est une réunion de plusieurs désordres qui ont des sièges différents. Ainsi les chirurgiens disent qu'une fracture est compliquée, lorsque plusieurs os rapprochés ont été rompus par la même violence. Ainsi, la fracture des deux os de l'avant-bras est dite compliquée, par opposition à celle d'un de ces deux os. On emploie

plus fréquemment encore la même expression pour
la coïncidence d'une altération de plusieurs sortes
d'organes ; une plaie des parties molles avec celle
des parties dures, ou avec l'ouverture d'un grand vaisseau sanguin, etc. Enfin, ils appellent ainsi les maladies du mécanisme jointes avec des réactions insolites ou des affections traumatiques. Prenons pour
exemple le tétanos qui survient à l'occasion d'une
plaie ; la blabé qui se développe à la suite d'une
opération ; la diarrhée et les autres accidents graves
qui en sont assez souvent les suites.

Cette manière d'envisager la complication est d'autant plus facile à concevoir, qu'elle est fort concrète.
C'est la coïncidence et la succession causale de deux
phénomènes qui ont des sièges différents ; il n'importe point que ces phénomènes soient du même ordre, ou qu'ils diffèrent en essence : la diversité des
sièges suffit pour les distinguer, et la simultanéité
des maladies n'embarrasse point l'esprit.

Mais il existe une complication qu'il n'est pas possible de comprendre, et dont il faut reconnaître la
réalité : c'est celle des affections morbides. Comme
les affections sont des modes de l'unité vitale, que
nous ne concevons pas un siége pour la résidence de
ce pouvoir, il nous est impossible de former dans
notre esprit une image de cette complication : la
coïncidence de deux choses dans des lieux différents,
la tissure même de parties diverses entrelacées, ne
sont d'aucun secours pour arrêter les notions qui se

rapportent à cet objet. Ne soyons pas surpris que les personnes peu versées dans la connaissance de la *nature* vivante, et particulièrement de celle des affections morbides, ne puissent point parler congrûment des complications de ces modes.

Pour nous qui savons exprimer les faits d'une manière générale, sans nous mettre en peine de les faire concorder avec des opinions préconçues, nous énonçons cette proposition : *Dans le même individu, plusieurs affections morbides peuvent coexister, présenter leurs symptômes respectifs, et montrer successivement leurs phases. Cette coexistence dans la* nature *vivante du même système porte le nom de simple* COÏNCIDENCE *si les phénomènes successifs des deux affections se développent sans embarras, sans trouble, sans que l'une exerce aucune influence sur l'autre. Mais si les deux affections s'unissent de telle sorte qu'elles ne peuvent pas se séparer, que l'une ne peut pas être guérie tant que l'autre existe encore, que leurs thérapeutiques doivent être simultanées, sous peine d'être vaines : cette coïncidence porte le nom de* COMPLICATION.

Des exemples vont éclaircir tout cela. La coïncidence simple la plus commune est la jonction de deux fièvres intermittentes. Deux affections morbides de la même espèce peuvent s'unir et exécuter leurs phénomènes suivant leurs types respectifs, sans s'entraver mutuellement. La double tierce est un cas de ce genre. L'hémitritée de GALIEN est la jonction d'une quotidienne et d'une tierce. La quarte peut être double

ou triple. Van-Swieten a vu un homme qui était
atteint depuis long-temps d'une fièvre quarte. Quelque cause accidentelle produisit chez cet homme une
fièvre continue inflammatoire ; pendant le cours de
cette maladie aiguë, la fièvre quarte ne se dérangea
pas, et les paroxismes vinrent exactement à l'heure
fixe. La maladie aiguë se termina heureusement, et
la fièvre quarte continua comme à l'ordinaire. Personne n'ignore que, dans le traitement de ces affections, il est très-rare qu'on les enlève toutes deux
à la fois. Une d'elles cède aux premiers moyens.
L'autre demeure seule pendant quelque temps ; quelquefois elle est guérie par un traitement pareil à celui
qui a emporté la première ; quelquefois elle exige
une méthode différente. Passons à des exemples de
complications.

Quelquefois une fièvre intermittente qui coïncide
avec une maladie fluxionnaire, s'unit intimement avec
elle, et il résulte de cette jonction un danger émi-
nent. Ainsi une péripneumonie peut se compliquer
avec une double tierce. Vous ne réussiriez pas avec
les moyens qui se rapportent à une seule de ces affections : celle que vous négligeriez ferait renaître sans
cesse son associée. Les attractions externes et le quinquina sont également nécessaires. Il n'y a pas long-
temps que j'ai vu un homme atteint d'une affection
fluxionnaire vers le cerveau, compliquée d'une double
tierce. Les saignées répétées et les attractions révul-
sives avaient fait tout ce qu'il était possible pour

dégager la tête. Les paroxismes obscurs de la fièvre
renouvelaient les fluxions, et le malade était à l'ex-
trémité. Des réflexions sur l'histoire de la maladie
firent reconnaître les redoublements périodiques. La
nouvelle méthode combina les dérivatifs avec les remèdes fébrifuges, et le malade fut sauvé.

Les praticiens un peu expérimentés vous parlent
souvent des complications des bubons vénériens avec
l'affection scrofuleuse, et des ulcérations de la même
nature avec l'affection herpétique; ils ne manquent
pas de vous dire comment ils ont été obligés d'unir
dans leur thérapeutique les moyens qui se rapportaient à ces éléments de la maladie complète.

Je dois vous avertir que GALIEN et quelques-uns
de ses disciples appellent *complication*, *complexion*,
implication, la simple coïncidence des affections; et
que l'intime union de ces modes, telle que je viens
de la représenter, porte chez eux le nom de *confusion*.
Deux affections morbides *confuses* sont ce que nous
appelons des affections compliquées (1). Mais quelque différence qu'il puisse y avoir dans le langage,
les idées médicales sont toujours les mêmes.

La réalité des complications des affections morbides ne peut pas être éludée par les organiciens praticiens. Mais comment les concevoir, quand on n'admet qu'une affection, qui est l'inflammation, et que

---

(1) Il serait utile de lire une dissertation de STAHL, *De com-
plicatione morborum*; HALL., 1745. 4.

l'on professe la localisation du mal? Pour n'avoir
le démenti ni sur l'un ni sur l'autre de ces points,
ils supposent que comme la partie malade est composée de molécules hétérogènes, l'inflammation de plusieurs molécules doit donner lieu à des symptômes de
catégories différentes ; tandis que si elle réside seulement dans les molécules d'une seule espèce, il n'y
a que des symptômes d'une seule catégorie que l'on
puisse apercevoir,

Cette théorie a paru à certains une conception in-
génieuse, et à d'autres une défaite puérile. Pour
nous, elle nous est indifférente, parce qu'elle est
une supposition gratuite, et que ce n'est pas de pareils fils que nous tissons nos toiles. Mais ces essais
nous sont utiles pour nous bien convaincre de la vérité des complications des affections morbides, puisqu'on a cherché à les expliquer assez laborieusement.

XXIII. *Il est des maladies qui dépendent d'un affaiblissement direct ou de la disparition de la force
vitale dans une partie du corps, sans que l'on puisse
trouver dans le mécanisme, ni dans la constitution
chimique, soit de l'organe, soit des centres auxquels il
répond, aucune cause qui rende raison de cet événement.* Les recueils d'observations fourmillent de faits
de ce genre. Ce sont des paralysies, des hémiplé-
gies, des atrophies, des asphyxies locales, des gan-
grènes, des nécroses, dont il est impossible d'assigner, dans l'anatomie, les raisons suffisantes. Les
organiciens conséquents ne veulent pas admettre que

ces affaiblissements soient indépendants de causes physiques; mais c'est par préjugé qu'ils supposent toujours quelque obstacle entre la partie affaiblie et les
centres nerveux ou sanguins auxquels ils ressortis-
sent. Si j'en avais le temps, je pourrais réunir ici
un grand nombre de cas où l'asthénie locale de diverses sortes s'est fait apercevoir et est arrivée au
dernier degré, sans qu'il ait été possible d'en découvrir aucune raison anatomique. En attendant que
je puisse développer cette proposition, si elle n'a pas
été explicitement énoncée, j'en appelle provisoirement aux praticiens qui raisonnent d'après les faits.

Au reste, quelques médecins reconnaissent des états
que l'on nomme *épuisement*, VIRIUM EXSOLUTIO, où le
système perd ses forces et la vie avec une extrême
lenteur et sans maladie locale.

Cet état n'est pas plus difficile à reconnaître que
celui de l'anémie (1), *sanguinis inopia*. LIEUTAUD a
été des premiers à signaler les faits de ce genre. Il
avait vu plusieurs fois des cadavres qui étaient tout-
à-fait exsangues; d'où il fallait conclure que des
individus avaient pu mourir dans un moment où ils
n'avaient point de sang. DE HAEN raconte l'histoire
« d'un goutteux qui n'avait été exposé à aucune
» évacuation extraordinaire, dont le pouls avait tou-
» jours été fort et dur, excepté quelques moments
» avant sa mort. Il trouva, dans le cadavre, les

_____

(1) *Ou de l'anémase.*

» artères et les veines fort amples, mais flasques et
» vides, à l'exception d'une sorte de fil mince, blanc
» et polypeux, assez inégal........ Le même auteur
» raconte le cas d'une femme qui avait été exposée
» à des vapeurs métalliques, dont le corps fut si ex-
» sangue, que quoique l'aorte, la veine cave et les
» autres grands vaisseaux fussent ouverts, on n'eut
» pas besoin de l'éponge pour pomper le sang. » Il
y a quelques années que feu M. HALLÉ a fait l'histoire d'une anémie comme pandémique, survenue
dans je ne sais quelle mine. On remarqua dans ces
malades et dans leurs cadavres, plusieurs des circonstances que DE HAEN avait observées. Les artères
et les veines étaient à peu près dépourvues de sang ;
et cependant les sujets avaient présenté le pouls fort
et dur jusqu'au dernier instant.

C'en est assez pour le moment. Je n'ai voulu dire
autre chose que ceci : la force vitale est susceptible
de s'affaiblir, de concentrer ses effets dans une portion
circonscrite du système, de les suspendre dans quelque autre ; cette suspension peut se faire dans certains membres, ou bien dans les organes qui opèrent
l'hématose. Cette conservation de la majorité du système pendant quelque temps, aux dépens d'une partie,
est un fait de la même espèce dans tous ces cas.

XXIV. Entre les anciens principes de la médecine
qu'il est impossible de combattre pied à pied, et que
les réformateurs ont été obligés d'éluder, se trouvent
ceux de l'étiologie, ou de l'analyse des causes. Je

ne puis pas abandonner la pathologie sans rappeler
les règles fondamentales de cette partie de la science.

Le bon sens dit qu'en médecine, l'empirisme *pur*
est impossible à pratiquer. Aussi la grande majorité
des médecins a senti la nécessité de *raisonner* l'empirisme. HIPPOCRATE nous a indiqué les limites du
raisonnement, et jusqu'à présent quiconque a voulu
les franchir a perdu son temps. Mais en respectant
ces bornes, il est possible d'interpréter la *nature* dans
l'étude d'un grand nombre de faits médicaux.

Ce qui nous intéresse de plus près, c'est la pathogénie ou l'intelligence de la génération des maladies.
Cette science a donc pour objet la recherche de l'enchaînement des causes et des effets qui ont lieu dans
la succession d'un phénomène morbide, depuis le
premier événement et les premières conditions qui
l'ont commencé jusqu'aux symptômes qui en ont été
le dernier résultat.

L'analyse et la distinction des causes des maladies
ont toujours été considérées comme des objets de la
plus grande importance. Tous les *institutistes*, depuis
GALIEN jusqu'à nos jours, ont soigneusement étudié
les différentes manières dont les causes ont pu agir,
et dont le système patient a pu être intéressé, dans
la formation de chaque maladie. Mais comme ces
modes d'action et de réception sont assez nombreux,
et qu'ils ne peuvent être suffisamment distingués que
par ceux qui se sont fortement occupés de la science
de la nature humaine, bien des auteurs ont négligé

ces divisions, et ont cru pouvoir se justifier en les appelant des *distinctions scolastiques*. Ne soyez pas dupes de ce dédain, et restez persuadés que celui qui les déprise, et qui ne parle pas purement la langue de l'étiologie, n'a que des notions vagues et confuses sur la physiologie humaine.

Un des mauvais services que les organiciens réformateurs ont voulu rendre à la médecine, c'est de confondre toutes les diverses sortes de causes des maladies sous le nom de *modificateurs*, sans entrer dans le détail des rôles que chaque modificateur pouvait jouer dans chaque scène pathologique. J'ai lu parfois dans leurs livres quelques distinctions, comme celle de *causes occasionnelles* mises en opposition avec les causes *prédisposantes*; mais j'ai vu que les auteurs n'étaient pas exacts sur la signification de ces mots. Au reste, qu'avaient-ils besoin de subtiliser sur les causes, puisque, d'après leur doctrine, une maladie n'est jamais que la réaction d'un organe vivant contre une impression? L'inflammation réactive différera en intensité suivant la force du modificateur, mais cette différence ne constitue pas des modes d'agir spéciaux.

Pour nous qui sommes obligés de nous rendre compte de tout ce qui se passe dans une maladie, d'après les dogmes, ou, pour parler le langage de LEIBNIZ, d'après les *établissements* d'une science fort ancienne, nous ne pouvons pas nous dispenser de faire une exacte distinction des causes. Nous sommes scrupuleux dans la différence des maladies et des

affections ; on ne doit pas être surpris que nous le soyons
dans celle des modes d'agir des modificateurs, et dans
celle des modes de réception du système vivant.

Entre les distinctions des causes admises par les
pathologistes , je vous prie de remarquer les suivantes, que l'on a pu laisser tomber en désuétude ,
mais dont je ne sache pas que personne ait prouvé
l'inutilité.

1° La distinction des causes *efficientes* et des *occca-
sionnelles* rappelle continuellement la constitution de
l'homme. Puisqu'il possède un mécanisme , divers
corps peuvent le déranger par une action *physique* et
nécessaire. Un poids suffisant peut écraser le système
en tout ou en partie ; un corps consistant mu contre
ce système, peut déplacer, rompre, briser ou inciser
un membre , suivant les formes et la force de ce
corps, soit pendant la vie , soit après la mort. Des
puissances chimiques très-actives , supérieures aux
forces vitales du système , peuvent détruire sa constitution. Telles sont les causes qui méritent le nom
d'*efficientes*. Elles sont infaillibles ; elles sont immédiates ; il n'existe point d'intermédiaire entre elles
et leurs effets.

2° Les causes *occasionnelles*, en médecine, sont
analogues à celles dont on parle dans le monde moral.
En psychologie, que sont les causes occasionnelles? Ce
sont les impressions qui sont pour l'âme des motifs
d'agir. Dans cet ordre de choses, il y a toujours entre
la cause et l'effet un intermédiaire ; c'est le sens in-

time qui ayant reçu l'impression, y a répondu suivant les dispositions actuelles où il se trouvait. Dans le monde vital, toute cause est séparée de son effet par cette *nature* humaine dont nous parlons si souvent. Aussi toute cause dont l'effet ne s'opère que par l'action de l'*impetum faciens* modifié, porte le nom d'*occasionnelle*. La distinction de l'*efficience* et de l'*occasion* est aussi importante que facile. Elle pourrait être contestée par quelques métaphysiciens qui ne voient d'autre causalité que l'occasionnelle, parce qu'ils prétendent que tout se fait en DIEU; et par quelques matérialistes fanatiques, qui ne reconnaissent pas d'autre ordre de succession que l'ordre mécanique. Mais comme je vous l'ai dit ailleurs, la médecine hippocratique s'est placée dans la région du sens commun, et loin des hypothèses.

3° Les causes *procatarctiques*, c'est-à-dire prédisposantes, se trouvent dans l'ordre mécanique et dans l'ordre vital. Les procatarctiques du premier ordre se conçoivent très-bien. Un désordre subit se manifeste dans un organe; par exemple, le cœur se rompt au moment où le malade paraissait jouir d'une santé suffisante. A l'extispice, on s'aperçoit que le corps du viscère est devenu d'une tendreté extrême; ce qui suppose qu'une corruption lente avait dégradé progressivement la substance du cœur (1). Ce travail

---

(1) M. BLAUD a publié, dans le temps, plusieurs observations de ce genre, dans la Bibliothèque médicale.

vicieux *prédisposait* donc l'organe à cette catastrophe. Mais les causes *procatarctiques* de l'ordre vital agissent sur la nature vivante; elles y introduisent une modification qui ne se montre qu'au moment fatal. Comment concevoir ce changement progressif qui s'introduit dans la force vitale, et qui l'amène clandestinement de la santé la plus parfaite jusqu'au bord du précipice? Mais, que nous le comprenions ou non, le fait est incontestable, et il faut conserver les termes qui l'expriment.

4° Lorsque le système est dans un état prochain de la maladie, de sorte que la cause la plus légère le fait succomber, cette manière d'être, qui favorise tant les agents nuisibles impuissants, porte le nom de *cause proëgumène*. D'où que provienne cette condition actuelle qui rend la maladie plus probable, que ce soit d'une cause procatarctique, de l'hérédité, d'un tempérament primitif, d'une conformation primitive, d'une idiosyncrasie, de l'âge, etc., ou d'ailleurs; elle porte toujours le même nom. Ceux qui l'appellent *prédisposition*, ne font que traduire le mot grec en latin et en français. Quand Brown a employé l'expression *opportunité*, ou il ignorait qu'il existait un terme pour rendre l'idée dont il s'occupait, ou il a imité les autres sectaires qui aiment à créer des mots dans les parties de la science où ils ne peuvent rien innover.

Les causes *proëgumènes* appartiennent à l'ordre mécanique comme à l'ordre vital.

Quelques auteurs ont paru confondre la cause *proëgumène* et la procatarctique; on peut même citer Foës à ce sujet. Mais c'est un exemple qu'il ne faut pas imiter, puisque la cause *proëgumène* est l'effet ou le résultat de la *procatarctique*.

5° L'idée principale de la *cause déterminante* est que son effet est *extemporané*; que, pour se produire, il n'a pas besoin d'une action successive.

Il y a deux sortes de causes déterminantes. A. La cause a quelquefois assez de pouvoir pour qu'à l'instant de son impression sur le corps normalement constitué, l'effet soit produit en entier. Le coup de l'instrument tranchant fait instantanément, dans le mécanisme, une plaie; dans la force vitale, une modification dont la manifestation doit être une inflammation proportionnée à l'intensité de la blessure. Un virus contagieux est appliqué sur quelque partie du corps, suivant les conditions convenables. Quand la force vitale le perçoit, elle conçoit l'affection tout entière, et l'effet marche indépendamment de sa cause. Cette cause déterminante doit porter le surnom d'*efficace*.

B. Dans d'autres cas, la cause tombe sur un système où se trouve une prédisposition très-avancée. La santé est en équilibre avec la maladie. Le moindre trouble détruit ce balancement, et la maladie se déclare. Cette cause doit porter le titre de *déterminante proëguménale*.

6° Il est des maladies affectives qui se prolongent

15

ou se renouvellent indéfiniment, sans qu'on voie dans
les circonstances du sujet aucune cause extérieure qui
les reproduise sans cesse. La cause qui fomente le
mal se trouve souvent dans un phénomène insolite
renfermé dans le système. C'est un corps étranger,
une altération dans la disposition des organes, une
corruption de la constitution d'une partie, et la réaction qui en est la suite ; ce sont des vers dans les
intestins, une hernie interne, une transformation de
la substance du cerveau, une fluxion inflammatoire
lente dans un point du corps vivant, etc., qui in-
quiètent continuellement la force vitale, et la provoquent à manifester les symptômes de l'affection à laquelle elle est disposée. Telles sont les causes que
l'on nomme *continentes*.

Ces causes sont souvent l'effet d'une maladie antérieure dont les symptômes passés et présents ne doivent pas être confondus avec ceux de l'affection qui
nous occupe dans ce moment. Une cause *continente*
peut n'avoir rien de commun avec l'essence de la
maladie la plus apparente. Elle agit comme les causes
déterminantes, qui provoquent seulement les maladies auxquelles la *nature* vivante est actuellement
disposée.

C'est là un principe d'étiologie que les organiciens
ont trop souvent oublié, quand ils ont raisonné sur
les faits d'anatomie pathologique. Je ne parle plus
du reproche que je leur ai fait, d'attribuer la maladie à une altération anatomique dont ils ne con-

naissaient pas la date : mais lorsqu'il est certain ou très-probable que l'altération est réellement antérieure aux symptômes, et qu'elle a contribué à la naissance de l'affection, faute de spécifier l'influence de cette cause, ils altèrent et gâtent la pathogénie du cas en laissant croire que l'agent *provocateur* est un agent *générateur*. Ainsi, en disant vaguement qu'une épilepsie avait pour *cause* une corruption anatomique que l'on a trouvée dans le cerveau du sujet, ils donnent à entendre que la forme de l'affection dérive immédiatement de cette dégradation. Mais le pathologiste qui a mieux analysé ces sortes de phénomènes, voit très-bien qu'il n'y a aucune relation directe et nécessaire entre la corruption et les formes essentielles de l'épilepsie ; que, par conséquent, l'altération anatomique ne fait ici d'autre office que celui de *cause continente*, et qu'elle aurait été également apte à faire naître un très-grand nombre d'autres affections différentes, si la force vitale avait été autrement modifiée.

Lors de la prétendue réformation médicale, où l'on crut trouver dans le mécanisme du système humain la raison suffisante de toutes les maladies, les novateurs firent grand cancan des altérations anatomiques qu'ils avaient trouvées à la suite de maladies que les nosologistes de tous les temps avaient caractérisées d'après leurs symptômes. « L'anatomie pathologique, » disaient-ils, va réduire à leur valeur tant de ma- » ladies que l'on regardait comme diverses, et qui

» ne sont que des symptômes dont la *cause* est dans
» une altération anatomique interne. L'épilepsie est
» l'effet d'une telle altération anatomique du cerveau.
» Les fièvres malignes vont en diminuant depuis que
» l'on voit que ces fièvres sont l'*effet* d'une gastrite ;
» les asthmes disparaissent à mesure que l'on a vu
» les tumeurs internes gêner les poumons, etc. ; » et
là-dessus ils raillaient et triomphaient.

Mais quel est le médecin instruit à qui les faits de
ce genre ont pu apprendre quelque chose ? L'homme
qui connaît bien l'asthme et qui n'est pas capable de
le confondre avec les diverses autres espèces de dysp-
née, ne doit pas la moindre reconnaissance aux nouveaux anatomistes ; et celui qui connaît l'histoire de
l'épilepsie, et celle des diverses espèces de fièvres
malignes, telles que l'ataxie aiguë, le typhus, la
nerveuse putride ou ataxo-adynamique, n'en sait pas
davantage sur leur nature, après avoir lu leurs vo-
lumineuses nécropsies. Qu'à l'ouverture des cadavres
on ait retrouvé dans les viscères, à la suite des maladies susdites, diverses altérations anatomiques, personne n'en est surpris : ces rencontres sont connues
depuis très-long-temps. Depuis long-temps aussi l'on
se demande : dans ces occurrences, y a-t-il coïncidence
fortuite, ou bien causalité ? l'altération anatomique
est-elle cause de la maladie, ou en est-elle l'effet
contingent ? Qu'ils affirment que ces altérations sont
constantes, les faits passés et présents démentent ces
assertions. Qu'ils prétendent que ces changements

morbides sont antérieurs aux affections dont les sujets
sont morts, c'est ce qu'ils n'ont jamais pu nous prouver.
C'est leur opinion ; mais l'opinion contraire est beaucoup plus vraisemblable. Que, dans certains cas particuliers, ils aient pu établir que l'altération a précédé l'apparition des symptômes de l'affection, cette
antériorité ne prouve pas que la corruption a été la
cause *immédiate et génératrice* de ce groupe de symptômes. Un médecin sensé qui n'est pas étranger aux
règles de la logique, ne pourra pas voir dans la relation de l'état anatomique et de la forme de la maladie, une causalité suffisante ; la cause ne sera que
du nombre des *occasionnelles* ; elle sera ou *déterminante*, ou *continente*, ou tout au plus *procatarctique*.
Quand on aura apprécié les faits d'après ces distinctions, pense-t-on que l'épilepsie, que le typhus, que
l'asthme, que le *tremor cordis*, que la véritable apo-
plexie, etc., se résolvent en des altérations anatomiques? Si quelqu'un le croit, ce sera celui qui n'aura
jamais fait l'analyse des causes, et qui aura peu réfléchi sur les principes de la pathogénie.

Ne concluez pas de cela que, dans la pratique,
je veuille faire oublier l'étude des causes *continentes* :
non, sans doute, puisque, dans bien des cas, les
causes *continentes* sont, thérapeutiquement parlant,
en première ligne pour les indications. Je sais que
la présence des vers dans les intestins, cause *continente* d'une éclampsie, qu'une fluxion gastrique cause
continente d'une fièvre intermittente, sont fréquem-

ment les objets qui fixent le plus promptement notre attention dans le traitement. Mais, quoi qu'il en soit, le médecin ne peut jamais méconnaître le rang et le rôle de l'espèce de chaque cause dans une maladie, sous peine d'être incapable de se faire une idée juste de ce phénomène, et d'y reconnaître la hiérarchie des indications dans les diverses circonstances de la pratique.

7° Il est des causes qui, prises séparément, peuvent produire leur effet ; mais il en est d'autres qui sont impuissantes si elles ne concourent avec plusieurs congénères. Il y a donc des *causes isolément suffisantes*, et des causes *combinées*. Un grand nombre de maladies, soit épidémiques, soit endémiques, seraient des effets sans causes, si l'esprit n'avait pas recours à la notion de ce dernier principe, dont BAILLOU et BARTHEZ ont senti la nécessité.

8° Les causes *matérielles* et les causes *formelles* expriment deux idées entre lesquelles se trouve une relation qu'il importe de rappeler. On se souvient du principe d'ARISTOTE, *que tout corps naturel est composé de la matière et d'une forme.* La forme d'un corps est ce qui le fait ce qu'il est, et qui le rend différent de toute autre chose. L'homme vivant, qui est le sujet de nos études, possède ces deux éléments. Sa *forme* n'est pas le mécanisme que nous connaissons ; c'est une puissance qui ne tombe pas sous nos sens. Les scolastiques disputent depuis long-temps si les *formes* sont substantielles, ou si elles sont de simples attributs. L'école hippocratique élude cette question. En reconnaissant que les effets observés sur le système proviennent tantôt du mécanisme, tantôt de son associée, tantôt de tous les deux, elle se rend étrangère aux contestations de la nature de la *forme*. Ainsi, quand vous faites l'analyse des symptômes qui constituent une maladie, il vous importe de distinguer quelle est la part des organes en tant que vous avez pu les étudier dans l'amphithéâtre, et celle de la puissance qui les *informe*. Cette opération mentale fait partie de la résolution du problème. En même temps, les expressions qui servent à dénommer les causes vous rappellent la multiplicité des éléments qui entrent dans la composition du système humain, et vous préservent des sophismes par lesquels on cherche à tout confondre.

9° Il est souvent utile de limiter convenablement, dans la pratique, le fameux adage *sublatâ causâ tollitur effectus*. Nous le pouvons, en étiologie médicale, au moyen de la distinction des causes en *passagères* et en *immanentes*, dont SPINOSA (1) a fait grand usage. « Une cause passagère est celle dont les productions » sont extérieures ou hors d'elle-même, comme quel- » qu'un qui jette une pierre en l'air, ou un charpentier » qui bâtit une maison....; une cause immanente agit » intérieurement et s'arrête en elle-même, sans en » sortir aucunement. Ainsi, quand notre âme pense

_____

(1) Voyez sa vie, par COLERUS, p. 118.

» ou désire quelque chose, elle est et s'arrête dans
» cette pensée ou désir sans en sortir; et elle en est
» la cause immanente. »

10° Que peuvent signifier les expressions *causes prochaines, causes éloignées, causes instrumentales, causes actives*, dont les pathologistes se servent fréquemment? Ne vous imaginez pas qu'il y ait dans ces mots un luxe de division. Il n'y en a pas un qui n'exprime une idée, et une idée indispensable à la théorie des maladies. Ce sont les formules des notions sans lesquelles vous ne pourriez concevoir la filiation des phénomènes morbides élémentaires. Elles rappellent souvent les idées fondamentales qui se rapportent à la constitution de l'homme, aux facultés et aux lois de la force vitale, et contribuent puissamment à conserver l'édifice des principes médicaux (1).

Je ne continue pas les définitions raisonnées des causes : les exemples cités vous feront comprendre l'importance de ces distinctions.

Mon intention n'a pas été de vous présenter un abrégé de pathologie générale : il m'a suffi de rappeler un certain nombre de propositions fondamen-

---

(1) Il serait à désirer que les institutistes rendissent à la langue médicale le service que MÉNAGE voulait rendre à la langue commune. « Je fais, disait-il, le contraire de Messieurs de l'Académie » Française. Ils remplissent leur dictionnaire des mots qui sont en » usage, et moi je mets avec soin dans mes étymologies ceux qui » sont hors d'usage, pour empêcher qu'ils ne tombent dans l'oubli. » *Menagiana.*

tales et de principes qui peuvent nous garantir de la révolution hâtive si célébrée et si peu fructueuse.

Je ne dirai rien de certains points de médecine pratique qui ont été arrêtés plus tard et dont les articles principaux paraissent ou dériver des propositions mentionnées, ou s'y raccorder parfaitement : tels que sont la distinction des forces vitales en *radicales* et en *agissantes*; celle de la *résolution* des forces et de leur *oppression*; les manières diverses dont coopèrent la force vitale et le sens intime dans l'exercice des actes mixtes, soit normaux soit morbides; les sources diverses des méthodes thérapeutiques applicables aux maladies que les nosologistes appellent *vesania*; la détermination des affections morbides et leurs caractères différentiels; la difficulté, l'incertitude et la contingence de leurs physionomies respectives; la doctrine des maladies générales, endémiques, nationales; des épidémiques catastatiques, stationnaires, insolites; des maladies héréditaires, des maladies de famille; l'application que l'on peut faire à cette doctrine de quelques principes logiques de Leibniz, tels que celui de la *raison suffisante*, celui de l'*imprégnation du temps*, celui des *indiscernables*; la manière d'aller à la recherche des affections morbides autrement que par les symptômes; la théorie de la contagion; celle de la spécificité, etc..... Ces points de la science sont d'un ordre trop relevé pour que je puisse vous en entretenir dans des leçons élémentaires. Mais pour être moins vulgaires, pour avoir été développés plus récemment, pour n'avoir pas été réunis et contractés dans l'enseignement public de toutes les écoles, ils ne devaient pas être omis par les novateurs. On était tenu en conscience de les discuter profondément, avant d'entreprendre la révolution, et avant de substituer à ces grandes notions la misérable hypothèse d'une irritation locale, regardée comme cause et moyen d'explication des faits indiqués dans cette énumération.

La démangeaison de *révolutionner* la médecine hippocratique n'est pas le seul préjugé contre les réformateurs. On les accuse d'avoir de bonnes raisons pour enseigner la leur en fragments isolés; forme didactique qui, loin de faire reconnaître l'unité d'une science nouvelle, suffirait pour éteindre celle de l'ancienne. Un savant a dit (1) qu'un goût décidé pour la loterie était signe de gueuserie; et le goût décidé pour les dictionnaires un signe d'ignorance. Que dirait-il donc de ceux qui ne s'opposent pas à ce penchant de notre jeunesse ? Des inductions rigoureuses, des principes serrés, des conséquences exactes, des règles étroitement déduites des propositions fondamentales, permettent-elles qu'on les hâche en articles incohérents, et se prêtent-elles aux dislocations alphabétiques des mots ?

Me trouvant, il y a quelques années, dans une des villes du ressort médical de la Faculté de Montpellier.

---

(1) C'est MÉNAGE.

je conversai assez long-temps avec un confrère aussi
spirituel qu'instruit (1), sur l'état actuel de l'enseignement de la médecine. Nous déplorions ensemble
le bouleversement qui était survenu dans le monde
médical. Nous convenions qu'il y avait un grand
nombre de principes pratiques sans lesquels la médecine ne peut pas exister, et qui sont dispersés,
perdus, oubliés, même bafoués en certains pays ;
qu'il serait à désirer qu'on pût les ramener dans
l'enseignement, les remettre en honneur et en activité. *Mais*, ajouta-t-il, *quelle forme faudrait-il donner
aujourd'hui à la science pour qu'on voulût en lire les
éléments et s'en pénétrer?* Je n'étais pas préparé à la
question, et je me tus. En réfléchissant ensuite à
cette sorte de défi, je me souvins d'un mot qui avait
été dit plus de cent ans avant dans la même ville,
et dont le grand sens pourrait être appliqué au sujet
présent.

MASSILLON vint un jour faire une visite pastorale
dans un couvent de religieuses, où se trouvait comme
pensionnaire une jeune personne qui, dans la suite,
a brillé par son esprit, et par ses liaisons avec les
encyclopédistes. Entre les demandes que la supérieure adressa au prélat, il y eut celle-ci : la de-
moiselle dont je parle, malgré sa grande jeunesse,
se montrait peu docile par rapport à l'instruction

---

(1) C'est M. LAVORT, professeur de l'École secondaire de médecine
de Clermont-Ferrand.

religieuse ; elle faisait souvent des objections embarrassantes contre les dogmes et contre la discipline, et réduisait au silence les maîtresses chargées de la former. La supérieure priait donc l'évêque de lui indiquer un livre où l'on pût trouver les preuves les plus solides de la religion, et les défenses les plus fortes contre les attaques. MASSILLON, surpris et inquiet de voir un esprit fort de cet âge, réfléchit quelque temps sans parler. Ensuite, prenant son parti d'une manière décidée : *donnez à cet enfant*, dit-il, *un catéchisme de cinq sous : si cela ne suffit pas pour la rendre croyante, les traités les mieux raisonnés lui seront inutiles.* Ce grand homme savait bien que les dogmes religieux ne fructifient que lorsqu'une inspiration préalable en a préparé le terrain.

Si, dans l'ordre de la grâce, il faut une aptitude primitive, il en faut une autre dans l'ordre de la science. Dans le premier cas, il faut le don divin de la foi ; dans l'autre, il faut une propension primordiale à la science, renforcée par l'étude de la philosophie. Quand un jeune homme a du sens, qu'il a reçu une bonne éducation, qu'il est orienté dans les variations du langage philosophique des divers siècles, qu'il s'est préservé des préjugés scientifiques, qu'il connaît les règles de l'art d'interpréter la nature, qu'il est instruit des divers points de vue sous lesquels il doit contempler l'objet de ses études : il serait superflu de se mettre en frais pour lui de nouvelles institutions médicales. Le plus court est de lui mettre entre les

mains quelqu'un des traités élémentaires nombreux
que les médecins hippocratiques ont faits depuis l'é-
poque de la renaissance : comme ceux de FERNEL,
de SENNERT, de VARANDAL, de HORSTIUS, de J. HEUR-
NIUS, de RIVIÈRE. S'il le comprend, il pourra n'être
pas satisfait en tout : il l'annotera critiquement ; il
sentira la nécessité d'y faire un départ des propositions inductives et des propositions hypothétiques ; il
y remarquera chaque jour des lacunes. Mais malgré
ces mécontentements, ou plutôt ces désirs, il recon-
naîtra qu'il a acquis les principes fondamentaux d'une
science profonde, qui non-seulement inspire de l'attachement par les parties qu'elle montre, mais encore
du zèle par celles qu'elle promet. S'il n'éprouve
dans cette lecture que du vide et de l'ennui, il est
certain qu'il n'y a rien compris. Dans ce cas, de
meilleurs traités sur la même science ne l'instrui-
raient pas davantage : la vraie médecine n'est point
à sa portée.

Dans la leçon prochaine, nous verrons si la thérapeutique nous présente des règles générales qui soient
aussi constantes, aussi difficiles à réfuter que les propositions pathologiques dont je vous ai entretenus.

ONZIÈME LEÇON.

Lorsque j'ai voulu vous exercer à l'art du *départ
mental* des propositions scientifiques, entre celles qui
sont *substantielles* et celles qui sont *conjecturales*, je

vous ai fait observer qu'en chimie, presque toujours un résultat peut s'obtenir par plusieurs procédés, et que la multiplicité des méthodes déduites d'un même principe, était un préjugé en faveur de la certitude de cette proposition doctrinale. J'en dis autant de la médecine : plus les principes d'une doctrine se prêtent à la multiplicité des pratiques reconnues utiles par l'expérience, plus ces principes sont certains.

Remarquez que la médecine *physiologique* ne connaît qu'une méthode thérapeutique, et que la médecine hippocratique en adopte un très-grand nombre. Pour les hippocratiques, les faits sont tout, et les règles générales ont été faites *à posteriori*. Pour les physiologistes, la première loi thérapeutique, c'est leur hypothèse favorite. Quant aux faits qui ne s'y accordent pas, ils prennent le parti de n'y pas croire et de s'en moquer. La raillerie n'est pas à l'usage de tout le monde. Pour démentir et bafouer mille écrivains respectés, il faut avoir étudié l'homme seulement dans l'amphithéâtre et dans les salles de chirurgie ; ou bien encore avoir le talent de désapprendre tout ce que l'on a été obligé de lire primitivement. Mais ceux qui ont été élevés dans les Écoles hippocratiques ne se sont pas bornés à ces études, et il y a peu d'hommes qui aient la faculté d'oublier à volonté.

Je vais consacrer cette séance à la thérapeutique, afin de vous faire voir que les préceptes fondamentaux de cet art restent toujours les mêmes, quoi qu'en disent les novateurs.

XXV. A l'exception des empiriques, les médecins ont été convaincus que *tout traitement médical devait être déduit d'une indication.* Ce qui prouve que nous sommes tous d'accord là-dessus, c'est que nous prescrivons tous la nécessité d'étudier la science de l'anatomie et de la *nature* humaine. A quoi tout cela serait-il bon, si la règle n'était pas construite sur la connaissance des motifs? Ceux qui n'ont pas voulu agir ainsi, qui se sont contentés de pratiques tirées de l'observation, sans aucun raisonnement, ont formé une secte que la majorité a repoussée depuis Hippo-CRATE jusqu'à présent.

D'après cela, il s'agit de donner un coup d'œil sur les diverses sortes de maladies reconnues, afin de voir les indications qu'elles présentent, et d'étudier la relation qui existe entre ces indications et les méthodes autorisées par l'expérience.

XXVI. Quelles sont les bases de la thérapeutique des vices du mécanisme (1)? La première question qui se présente, c'est de savoir ce que fait la force conservatrice du système. Si la guérison peut se faire spontanément, il faut savoir premièrement en quoi consiste cette guérison; ensuite examiner, au moyen

_____

(1) *G. T. Stahlii de officiis medici circà casus chirurgicos*, 1710. 4. *Medicus partem mediæ curationis præstat, in chirurgicà chirurgum dirigit.*

de la statistique, ce que cette guérison a coûté en temps et en danger.

1° Il y a peu d'espèces de maladies provenant des vices du mécanisme, où la force médicatrice n'ait rien fait en faveur du système. Mais il est arrivé plus rarement encore qu'elle ait amené une véritable guérison, c'est-à-dire un retour à l'état naturel. Dans une luxation, il n'arrive jamais qu'il s'opère une réduction spontanée; mais il survient dans l'os déplacé et dans les parties voisines, un changement de disposition qui a des rapports avec une articulation; de sorte que, bien qu'immédiatement après l'accident, le membre fût dans l'impossibilité de faire aucune des fonctions dont il était chargé, il devient à la longue capable d'en remplir plusieurs. Cependant les imperfections qui restent vous font regretter que l'art ne soit pas venu se mettre à la place de la *nature*. Ainsi la luxation de la cuisse à la hanche permet à la longue les mouvements nécessaires pour la progression; mais le malade est soumis à la claudication. Une hernie qui, au commencement, était douloureuse et causait des coliques, se blase par le temps; mais la tumeur qui grandit continuellement expose le malade à des inconvénients toujours croissants. Un accouchement dit impossible ne nous donne pas la certitude de la mort de la femme. Les fastes de la médecine nous présentent plusieurs efforts médicateurs qui ont expulsé les produits de la conception par des voies extraordinaires, chez des femmes en qui l'accouchement

normal ne pouvait se faire, soit parce que la grossesse
n'était pas intra-utérine, soit parce que les passages
étaient ou bouchés ou trop étroits (1). Un travail interne
a changé la forme et la substance de cette masse fœtale,
qui a été chassée par un abcès abdominal, ou par
les voies de la défécation.

L'expulsion naturelle des corps étrangers est une
opération vitale qui nous donne quelquefois le plus
d'admiration. Une balle enfoncée dans une partie
profonde, sort, long-temps après, dans un point de
la peau très-éloigné. On a vu un calcul très-gros
de la vessie sortir à l'aide d'un dépôt où ce corps
était englobé. Mais ces événements ne sont pas assez
fréquents pour qu'on puisse les attendre. Ils sont regardés comme des espèces de miracles. La statistique
nous prouve que les chances de succès de ce genre
sont très-petites en comparaison des probabilités mal-
heureuses. C'est presque l'unité contre l'infini : d'où
il faut conclure que, *dans les maladies qui dépendent
d'une altération du mécanisme, l'art vaut mieux que
les forces médicatrices.*

2° *Toute réaction vitale, érythème, inflammation,
brûlure, escarre, déchirure, etc., se résout spontanément ; mais l'art en peut abréger la guérison.*
Quand il y a des solutions de continuité où des lèvres
peuvent se réunir sans que le rapprochement nuise

---

(1) Ceci me rappelle ce que M. VELPEAU a dit, dans une séance de
l'Académie de médecine, sur la possibilité de l'accouchement naturel, lorsque l'enfant se présente par le bras.

à des fonctions d'un certain intérêt , on abrège le traitement en procédant à la *réunion* par première intention. La réaction est toujours une inflammation plus ou moins vive qui cause de la douleur , souvent de la fièvre , de la suppuration, et qui , dans son cours , expose le malade à divers inconvénients. Les chirurgiens ont pensé , dans tous les temps et aujourd'hui plus que jamais , que la réaction la moins active serait celle que l'on devrait le plus désirer. Pour cela ils ont recours aux moyens qui peuvent affaiblir le plus promptement la puissance vitale , afin qu'il ne reste dans les parties lésées que la force qui est indispensable pour l'adhésion des parties et pour la cicatrisation. Or , vous savez que les moyens les plus efficaces sont l'abstinence des aliments et la saignée. Les modernes y ajoutent , depuis une cinquantaine d'années , l'application constante de l'eau froide (1).

Je ne crois pas que l'on puisse blâmer cette conduite. L'art rend certainement la guérison aussi sûre et plus courte que celle de la *nature*. Les moyens prescrits sont rationnels , et l'expérience les autorise. En supposant que le sujet était en santé lorsque l'impression malfaisante l'a atteint, je n'entrevois aucun inconvénient dans cette thérapeutique : la réaction vient d'au dehors ; dès que la cause vulnérante s'est éloignée, il ne nous reste qu'à éteindre l'inflammation.

---

(1) M. J. CLOQUET a souvent obtenu, à l'aide de ce dernier moyen, de très-beaux résultats.

Souvenez-vous des motifs sur lesquels cette manière d'agir a été fondée. Vous verrez dans la suite si, en la transportant à des maladies d'une autre nature, on a trouvé des raisons de la même espèce.

XXVII. 3° *Maladies paratrophiques.* En se rappelant la définition de ces maladies, on verra à quoi on doit s'en tenir sur la question de savoir si elles peuvent se dissiper par les seules forces de la *nature*, ou si l'art doit être imploré. Puisque l'altération survenue dans une partie a eu lieu sans cause extérieure ; si elle est innée, si les fonctions qu'elle doit remplir s'exécutent imparfaitement dès l'origine, il est clair que vous ne pouvez rien attendre de la force vitale, à moins que ce ne soit un retard de développement, et que l'accroissement progressif ne vienne compléter le système.

Quant aux moyens, ils se rapportent à l'espèce d'altération ou d'imperfection. Ici tout est analytique. Il faut que le remède, si l'art en fournit quelqu'un, s'applique immédiatement au mal ; sans espérer que la *nature*, sollicitée par des impressions artificielles métasyncritiques, nous accorde ces ressources, extrêmement rares, qui nous ont quelquefois remplis d'étonnement, et qui nous ont appris seulement à distinguer le possible d'avec le probable. Ainsi, lorsqu'un enfant vient au monde privé de l'orifice du rectum, ne vous attendez pas à voir la *nature* conserver le sujet en imprimant au tube digestif un mouvement antipéristaltique qui survienne après la digestion intestinale, afin que la défécation s'opère vers la partie supérieure ; quoique nous ayons quelques exemples de cette disposition spontanée. Mais ayez recours ou à l'anus artificiel de LITTRE , ou mieux encore aux recherches constantes et pleines de sagacité auxquelles s'est livré M. AMUSSAT , pour trouver le cul-de-sac du rectum et l'amener à la surface du périnée. Dans la transformation d'un muscle en tendon ou en une substance osseuse, ne vous attendez pas à voir la *nature* rétrograder (1).

XXVIII. Après vous avoir entretenus des maladies de réaction , après vous avoir fait connaître l'utilité des évacuations sanguines pour éteindre l'inflammation que l'impression malfaisante avait provoquée , et pour réduire considérablement la force vitale, il ne sera plus question de la thérapeutique des réformateurs. Quand l'auteur de la *révolution* louée par M. BOUILLAUD vous a montré comment il faut calmer une irritation locale, il n'a plus rien à vous apprendre en principe, quoiqu'il puisse tant vous instruire en pratique : il n'imagine pas qu'il y ait d'autres sortes de maladies que des réactions. M. BROUSSAIS vous dit sans restriction : « nous ne voyons dans les maladies que des » affections d'organes qu'il faut dissiper complètement » et avec la plus grande célérité possible (2) ; » et vous savez bien que ces affections ne sont que des in-

_____

(1) Quoique, dans la Gazette médicale de M. GUÉRIN, on puisse lire un cas d'endurcissement terreux des muscles , dont quelques-uns ont éprouvé une résolution.

(2) Examen des doctr. médic. , page 370.

flammations, et que les moyens de les dissiper sont
des sangsues. Il n'attend rien du temps ni des forces
médicatrices : « l'art, dit-il, a tout l'honneur de la
» cure, attendu que la nature n'a rien paru tenter
» pour l'opérer (1). » Quant à nous, nous connaissons d'autres maladies, partant d'autres remèdes, et
nous n'oublions jamais l'adage d'HIPPOCRATE : *natura
morborum medicus.*

XXIX. 4° Comme il n'y a pas un praticien qui
ose contester les cachexies provenant d'une diète vicieuse, il faut s'adresser aux médecins exercés, ou
simplement au bon sens, pour demander les moyens
de ramener à l'état naturel la constitution du système.
Si un homme est étiolé par le défaut de la lumière ;
si le chagrin, la faim et le froid l'ont affaibli ; si un
long séjour dans un navire l'a privé de l'usage des
végétaux frais, de l'eau douce et des autres commo-
dités de la vie terrestre ; si une longue abstinence de
la viande et d'autres nourritures analeptiques l'a ex-
ténué et affaibli : je ne puis pas croire que vous ayez
recours aux méthodes employées contre les maladies
réactives ; l'expérience et le sens commun ont toujours suggéré un régime propre à rendre au système
les matériaux qui doivent en rétablir la constitution.

Lorsque la cachexie ne provient pas d'une telle
cause, mais qu'elle dépend d'une imperfection de la
nutrition, on ne peut pas se dispenser de provoquer

_____

(1) *Ibidem.*

la force vitale à changer ce mode d'action. Un médecin qu'on n'accusera pas de manquer de confiance dans la *nature*, ni d'en avoir trop pour l'art, STAHL, non moins praticien judicieux que grand physiologiste, a recommandé les apéritifs, les diurétiques, à doses très-modérées, les substances âcres, les antiscorbutiques, les roborants, les aromatiques, et les moyens propres à maintenir artificiellement les excrétions suivant les quantités normales (1). Il me paraît que les médecins instruits et expérimentés agissent suivant ces préceptes ; ceux qui primitivement avaient marché dans une autre direction, ont préféré le parti que je viens d'indiquer, et qui depuis long-temps était celui de la majorité.

XXX. 5° Passons à ces maladies épidémiques ou sporadiques, qui sont fébriles et aiguës, qui éprouvent dans leur cours ce que les anciens appelaient une *coction* (*pepasmos*), une lyse ou une crise, et dont le plus haut degré a été nommé par l'antiquité *synochus putris*. Ce sont celles-là que je vous demandais la permission d'appeler *récorporatives*, *métasyncritiques spontanées*, pour parler encore la même langue. Nous y joindrons toutes celles où vous reconnaissez un besoin d'évacuation dans le système, depuis l'embarras gastrique le plus simple, ou le catarrhe bénin, jusqu'aux fièvres les plus graves.

Depuis HIPPOCRATE jusqu'à présent, les praticiens

---

(1) *De cachexia disput.*; HALL., 1710. 4.

éloignés des théories hypothétiques et attachés à l'observation, ont traité ces maladies d'après ce que l'on appelle les *méthodes naturelles*, c'est-à-dire en dirigeant la succession des symptômes de manière à ce que la terminaison spontanée, connue par l'expérience, se fît convenablement. Gardez-vous de confondre une thérapeutique naturelle avec l'inaction ou l'expectation systématique, où le médecin se croiserait les bras, quels que fussent les symptômes de la maladie. Distinguez-la encore plus soigneusement de l'interprétation un peu railleuse que M. BROUSSAIS donne au précepte d'HIPPOCRATE *quo natura vergit, eo ducendum*. « C'est en vertu de ce précepte, dit-il, que
» l'on saigne quand il y a disposition à une hémor-
» rhagie, que l'on émétise lorsque le malade a des
» nausées, et que l'on donne des purgatifs dans la
» dyssenterie. Il conduit encore à prodiguer les su-
» dorifiques dans les phlegmasies dites éruptives, et
» à stimuler dans certaines fièvres, parce que l'on
» suppose à la *nature* l'*intention* de produire une crise
» que son peu d'énergie ne lui permet pas d'effec-
» tuer (1). » Ce n'est pas tout-à-fait cela. D'abord nous ne parlons jamais de l'*intention* de la *nature*, et nous ne savons pas même si elle est capable d'*intention*. L'expérience de bien des siècles a fait connaître aux médecins quelles sont les allures de la *nature* humaine dans les maladies bien connues. En explo-

(1) Examen des doctr., page 367.

rant souvent la succession des symptômes, ils ont pu présumer d'avance les tendances qui se rapportaient aux terminaisons favorables, et apprécier le degré d'activité avec lequel la force vitale procède. Ils ont pu, en conséquence, hâter ou ralentir la marche, favoriser ou tempérer la solution, suivant les circonstances. Ils ont pu agir dans le monde vital, comme agit dans le monde moral un mentor expérimenté qui connaît le caractère de son élève, dans une conjoncture ordinaire : afin qu'un résultat prévu arrive à point nommé, il observe son disciple; il l'abandonne à lui-même, le presse ou le modère, suivant le degré d'ardeur qu'il aperçoit en lui (1).

Vous voyez, d'après cela, que, dans les méthodes naturelles, il ne s'agit pas toujours d'exciter ou de hâter les mouvements vitaux, mais assez souvent de les réprimer.

Les médecins qui ne voient dans une maladie générale que la réaction symptomatique d'une inflammation locale, ont des préventions contre les sudorifiques, dont l'utilité ne paraît guère pouvoir s'accommoder avec cette doctrine hypothétique. Les médecins hippocratiques de tous les temps ont reconnu que ces moyens entrent assez souvent dans les méthodes naturelles, parce qu'ils ont appris par l'expérience qu'une

---

(1) Cette comparaison n'est que le renversement d'une autre qui est de PLACCIUS le fils. Cet auteur a fait un traité de morale en suivant toutes les divisions des institutions de thérapeutique. LEIBNIZ approuvait cette méthode. V. *Oper. Tom*, 5, *p.* 329.

sueur spontanée résolvait certaines maladies, ou pré-
venait des affections. Dans le catarrhe ordinaire avec
fièvre synergique, CELSE prescrit des boissons diaphorétiques (1); CULLEN, et même son commentateur
BOSQUILLON, parlent de même (2). De temps immémorial, on s'est aperçu que certaines maladies épidémiques graves avortaient souvent s'il survenait une
sueur générale et assez abondante, et que des personnes
exposées aux causes de ces maladies étaient préservées
par une diaphorèse spontanée et continuelle qui du-
rait autant que la constitution morbifique. Aussi
les praticiens ont toujours favorisé ces mouvements
naturels. En 1485, lorsque la suette parut en Angle-
terre, les méthodes diaphorétiques furent jugées les
plus utiles (3). DIEMERBROEK et SYDENHAM ont fait des
observations semblables sur la peste; et, en 1835,
M. V. BALLY n'a pas balancé à regarder ces moyens
comme les plus puissants pour détourner le choléra
asiatique et la fièvre jaune, chez les personnes en
qui se trouvait quelque tendance naturelle à porter
les mouvements à la peau (4).

Il ne faut pas confondre une thérapeutique aussi
sensée, appliquée aux cas déterminés, avec les prétentions systématiques et exclusives que quelques auteurs

---

(1) De Re medica, recogn. à Vanderlinden; lib. IV, cap. V.
(2) Élém. de médecine pratique, § 1066.
(3) BACON, Hist. Henrici VII.
(4) Études sur la choladrée lymphatique, ou choléra indien, et
sur la fièvre jaune. 2ᵉ fascicule; Paris, 1835.

ont pu professer. Quand M. BROUSSAIS parle de ceux qui prodiguent les sudorifiques, il fait peut-être allusion à la thérapeutique de VAN-HELMONT, qui était grand partisan de ces moyens. Mais ces maximes singulières de secte ne sont guère du goût des médecins hippocratiques. Ceux-ci sont trop prudents pour avoir recours à de pareils moyens dans des cas de ce genre, et ils dédaignent la sentence que VAN-HELMONT a avancée : qu'*un médecin qui ne guérissait pas une fièvre dans quatre jours, n'était pas digne de son nom.* Ce n'est pas seulement pour les sudorifiques qu'ils rient de cette déclaration, mais encore de quelque autre *antifébrile* que l'on ait pu vanter ainsi.

XXXI. 6° Quelle est la base de la thérapeutique des maladies affectives en général ? Tous les vrais médecins distinguent, dans une maladie affective, deux choses : 1° l'affection elle-même ; 2° les symptômes qui en sont les effets et la manifestation, ou la pathophanie.

Vous savez déjà qu'il y a des affections temporaires, et d'autres indéfinies.

1° Les hommes qui se sont fortement appliqués à l'étude de la *nature* humaine s'accoutument à considérer une affection spontanée comme l'expression d'un besoin du système. Vous imaginez bien qu'ils ne parlent pas ainsi des affections qui ont été acquises par contagion. Nous avons dit que plusieurs symptômes sont des moyens de résolution pour ces affections, comme les pleurs sont résolutifs de nos chagrins ; ces

médecins s'habituent souvent à une sorte d'optimisme
dont je ne veux pas toujours faire l'apologie. Il en
arrive que, s'ils avaient à leur disposition les moyens
de supprimer l'appareil morbide tout à coup, ils ba-
lanceraient, à moins qu'il n'y eût un danger prochain.
Ils craindraient que le besoin du système ne pouvant
plus être épuisé par les symptômes, ne restât toujours
le même, et ne donnât lieu à des maladies d'une
forme plus grave. Vous savez que le quinquina, spécifique du génie périodique, leur est un peu supect,
parce que les accès de fièvre intermittente du printemps
leur paraissent salutaires, et qu'ils accusent le spécifique d'occasionner les obstructions du bas-ventre quand
on l'a administré sans nécessité. Aussi le réservent-
ils pour les cas où il y a du danger, comme dans
les fièvres intermittentes pernicieuses, ou bien quand
il y a une incommodité insupportable, comme dans
les douleurs périodiques extrêmement intenses.

Quoi qu'il en soit de cette prévention bien ou mal
fondée, ils n'ont pas souvent occasion de délibérer
sur ce problème. Vous n'ignorez pas qu'il y a bien
peu d'affections que nous puissions éteindre directement par des spécifiques. Nous serions trop heureux
si nous avions un semblable remède pour chaque affection, quand nous ne voudrions l'employer qu'avec
autant de réserve que les optimistes médecins em-
ploient le quinquina.

Bien des gens sont à la recherche de ces sortes de
moyens. Ces tentatives ne sont guère faites que par

ceux qui ont une idée au moins confuse de la théorie
des affections morbides. Malheureusement on ne peut
guère les chercher par des essais *à priori* : les expériences sont vagues, souvent absolument infruc-
tueuses. Tout ce qui a été découvert dans ce genre
a été trouvé fortuitement. En considérant l'importance des remèdes de cette espèce, nous devons de
la reconnaissance à ceux qui s'en occupent sérieusement, quel que soit le résultat. Plusieurs médecins
de Paris se livrent à ces recherches. M. HANNEMANN
a présenté beaucoup de substances qu'il prétend être
spécifiques de diverses affections morbides. Nous lui
en devons de la gratitude, quoique ses travaux n'aient
pas encore été vérifiés. Les expérimentateurs qui es-
saient le tartre stibié à haute dose sur les affections
phlogistiques, et même sur toutes les réactions, et
qui vraisemblablement l'appliqueront à l'affection blabéïque, ont droit au même sentiment.

Dans la grande majorité des affections morbides temporaires, nous sommes obligés de laisser le traitement
au soin de la nature, et de nous borner à porter notre
attention la plus active aux symptômes, et particulièrement aux symptômes *opératifs* (à ceux qui altèrent les organes). Que pouvons-nous faire pour
attaquer directement l'affection rhumatismale, la
goutteuse, la cancéreuse, la strumeuse, la petite
vérole, la rougeole, et tant d'autres ? Songeons à
préserver les organes essentiels, à conserver la vie

de l'individu, en attendant que l'affection se soit
résolue.

Mais en convenant de l'impuissance de l'art par
rapport au plus grand nombre des affections morbides, il ne vous est pas permis de les perdre de
vue, et de vous conduire dans le traitement comme
si elles étaient non-avenues. Car, s'il ne nous est
pas aisé de les détruire, ni même de les affaiblir,
il nous est possible de les accroître et de les rendre
plus dangereuses. Des observations nous ont appris
que certaines circonstances susceptibles de suppression ou de modification, peuvent exercer une influence
nuisible sur cet état vital. Or, HIPPOCRATE nous
prescrit de ne jamais être nuisibles si nous ne pouvons pas être utiles : il ne nous est donc pas permis
d'ignorer quelle est l'influence que chaque affection
morbide peut recevoir des moyens employés contre
les symptômes qu'il faut combattre. Ainsi, une pleurésie épidémique a pour cause principale une affection morbide dont elle est la manifestation. Je sais
que, pour affaiblir la fluxion de poitrine, je dois
avoir recours à des moyens révulsifs ou dérivatifs;
mais si l'affection est de la nature de celles qu'ont
décrites RAMAZZINI et BARKER, et où la saignée ag-
gravait ce mode vital, je dois m'en abstenir et préférer un autre genre d'épispasme. Ainsi, quoique,
dans les fièvres intermittentes ordinaires, la saignée
et les purgatifs puissent être fort utiles, je dois ne
pas oublier que l'état ataxique qui caractérise les

fièvres intermittentes *comitatæ* contre-indique ces remèdes, et surtout dans l'intervalle des paroxismes.

C'est d'après ces remarques essentielles, que l'on
a trouvé trop peu réfléchi un précepte donné par
les réformateurs, dans le traitement du choléra asiatique. Après avoir confessé que, dans cette inconcevable maladie, il y a une cause générale inconnue
qui n'est pas une irritation d'un organe, ils ont prétendu que le premier effet de cette cause était une
inflammation de l'estomac et des intestins. Or, ajou-
tent-ils, comme nous ignorons la nature de cette
cause supérieure, et qu'il nous est impossible de
l'attaquer, il nous est permis de ne pas y penser ;
et notre devoir est de combattre l'inflammation de
l'estomac par la grande panacée, qui est l'effusion
du sang. Il est aisé de voir qu'en admettant cette
pathogénie, et en supposant l'inflammation de l'estomac, ce que je suis loin d'accorder, les auteurs
sont téméraires quand ils prescrivent des saignées
sans ménagement, avant de s'être assurés que ce remède
ne peut pas accroître et rendre plus grave l'affection
essentielle.

2° Quant aux affections morbides chroniques, indéfinies, on ne compte pas sur une résolution spontanée. On les attaque à tout instant, quand les manifestations ne s'y opposent pas, et que les remèdes
propres à combattre les premières ne favorisent pas
l'exaspération des symptômes. Ainsi, dans la syphilis, nous attaquons l'affection toutes les fois que

les spécifiques n'augmentent pas les phénomènes inflammatoires ou ne salissent pas les ulcères. Les médecins qui ont de la confiance dans les remèdes anti-
goutteux, les administrent dans tous les intervalles
des accès de goutte.

De temps immémorial, les praticiens ont agi de
cette manière par rapport à ces affections. Cependant, dans la dernière moitié du dernier siècle, on
a cru s'apercevoir qu'elles n'étaient pas tout-à-fait
étrangères à une progression et à une sorte de tendance à la résolution. BORDEU a vu quelque chose
de pareil dans les scrofules. Plusieurs observateurs
ont vu des cas où l'épilepsie et diverses maladies
nerveuses présentaient une marche pareille. PINEL,
et plusieurs médecins qui se sont occupés spécialement des aliénations mentales, ont fait voir que la
folie est, dans quelques sujets, une affection capable
de montrer des phases successives, et d'arriver à une
résolution spontanée.

Les moyens que nous employons contre les affections
indéfinies sont ou spécifiques, ou imitatifs, ou métasyncritiques artificiels, ou perturbateurs. Ces expressions doivent être inintelligibles pour ceux qui n'ont
pas assez réfléchi sur les modes d'agir de la *nature*
humaine, sur ses affections, sur les changements dont
elles sont susceptibles. Mais je m'en rapporte aux
praticiens impartiaux et éclairés. Tout a subi l'épreuve
du temps. La rédaction de ces principes thérapeutiques, leur disposition didactique ont varié dans le

dernier siècle, et peuvent varier encore; mais les idées fondamentales ne changent pas depuis long-temps. Les spécifiques ont paru être fort nombreux autrefois; les observations et les expériences ont fait mieux apprécier le mode et la valeur de leur action, et la liste de ces remèdes s'est beaucoup réduite. Mais le principe de la spécificité reste; on est aujourd'hui plus en état de rechercher les moyens de ce genre, d'assigner plus convenablement leur place dans un système de matière médicale, et de les rendre moins amovibles.

Les méthodes imitatives, qu'il ne faut pas confondre avec les naturelles, datent de bien long-temps. A proprement parler, la révulsion artificielle est une méthode imitative. Elle n'a été imaginée que d'après l'observation des métaptoses spontanées, des diadoques et des métastases. Or, qui se chargerait de déterminer l'origine de cette thérapeutique, et qui aurait le courage d'en contester l'importance ?

Les commotions perturbatrices, c'est-à-dire ces impressions profondes qui bouleversent le système vivant, qui suspendent ou intervertissent des fonctions naturelles nécessaires, et mettent l'homme en danger, sont des sujets de méditation pour les thérapeutistes. Comme exemples de ces causes de troubles, je citerai une intoxication alarmante; la menace de suffocation par l'immersion, comme la conseillait Van-Helmont; une douleur intolérable long-temps continuée; l'inanition des vaisseaux sanguins par la méthode de Valsalva; une semblable *déplétion* amenée

17

par la méthode d'Uffroy contre le rhumatisme aigu
(soustraction de dix-huit livres de sang dans l'espace
de trois jours); la transfusion; la faim de plusieurs
jours maintenue par l'abstinence absolue de tout ali-
ment et de toute boisson, etc.

XXXII. Comment concevoir que des changements
aussi profonds, aussi redoutables dans le système
vivant, puissent être des moyens de guérison? Je ne
crois pas que cette idée puisse s'unir avec d'autres
doctrines que celle d'Hippocrate. Un agrégat *informé*
par une *nature* humaine qui individualise cet ensemble, est atteint d'une affection morbide grave et
opiniâtre. Il résiste à tous les moyens rationnels. Les
spécifiques, les révulsifs, les méthodes analytiques
combinées qui avaient pour but d'empêcher la formation des symptômes, ont blanchi. Une ressource nous
reste : le hasard l'a suggérée, la raison ne la repousse
pas. Essayons de produire dans cette puissance unitaire une secousse si terrible, qu'elle soit prête à
périr. Il peut arriver que, dans un résolution où
toutes les fonctions naturelles sont presque suspen-
dues, l'affection morbide s'anéantisse, et qu'au retour des forces, l'ordre se rétablisse. Comment peuvent
raisonner, sur ce point de thérapeutique, ceux qui
dérivent toute maladie d'un point irrité, qui substi-
tuent la sympathie à l'individualité, et qui, à la place
d'une force *active*, autonomique, munie de facultés
primordiales, mettent une force de *réaction* purement
subordonnée à l'impression des modificateurs ?

Au reste, tous les médecins n'ont pas voulu admettre dans la pratique les méthodes perturbatrices ; mais pourquoi ? C'est à cause du danger. Ils ne les trouvent ni étrangères ni contraires à la raison. STAHL, par exemple, les proscrit formellement, parce que leur action tumultuaire l'épouvante. Mais les effets de ces causes survenues par hasard, ou employées à dessein, ont été depuis long-temps appréciés de sang-froid. La plupart en connaissent les avantages et les inconvénients. Ils savent à peu près, *à priori* et indépendamment du résultat, quels sont les cas où la prudence devient pusillanimité et le courage témérité.

XXXIII. Qu'est-ce que la *métasyncrise* thérapeutique ? C'est une commotion légère, suffisante pour changer le mode actuel des fonctions vitales, et trop faible pour amener une perturbation. Cette expression, tirée de la doctrine des anciens méthodistes, rappelait autrefois quelques idées hypothétiques ; mais aujourd'hui elle se réduit à ce qui est renfermé dans cette définition.

D'après cela, vous devez bien penser que les moyens de métasyncrise thérapeutique sont bien variés et bien nombreux. Toute impression insolite, toute action inaccoutumée, tout changement introduit dans une diète journalière, toute rupture dans les habitudes, soit animales, soit vitales, peuvent exécuter une métasyncrise.

La métasyncrise thérapeutique, considérée dans le sens le plus général, est donc une distraction du sys-

tème individuel dans l'intention qu'a le médecin d'in-
terrompre une propension vicieuse de la force vitale.
Or, ce point de pratique est ce qu'il y a de plus ancien, de plus constant dans l'art. Il n'y a pas de jour
où le praticien n'ait l'occasion de l'appliquer. Quelque variées que soient les formes de ces moyens,
vous saurez reconnaître l'identité du but. Le diatri-
ton, le cycle résomptif, le cycle métasyncritique des
anciens méthodistes, peuvent avoir une apparence
superstitieuse qui vous paraît suspecte ; mais en dé-
finitive, ils ont servi de type à la méthode métasyncritique de BARTHEZ, qui consiste dans les emplois alternatifs de toniques et de relâchants. Ces
pratiques ont été suggérées par l'espérance de voir
le système vital éprouver quelque temps une oscilla-
tion imprimée par les modificateurs, obéir tantôt à
une impulsion, tantôt à une autre opposée, et finir
par rentrer spontanément dans l'état normal, lorsqu'il ne serait plus soumis à de semblables causes.

J'ignore comment les organiciens conçoivent ce
principe ; je ne sais pas même s'ils l'admettent en
spéculation ; mais je vois bien qu'ils s'en servent implicitement en pratique. Voici d'où je le déduis.

BARTHEZ parle quelque part d'un Stahlien qui a
dit que les moyens thérapeutiques s'appliquaient très-
rarement aux maladies que l'on combat. A entendre
cet animiste, nous ne savons le plus souvent ce que
nous faisons quand nous prescrivons des remèdes ;
mais il n'y a pas grand mal ; car, en agaçant le sys-

tème par des impressions ou incommodes, ou pénibles, et toujours insolites, nous excitons l'âme à
sortir ou de sa paresse ou de ses mauvaises habitudes, et nous la déterminons à s'occuper sérieusement de l'administration de son système : quelle qu'ait
été notre théorie, elle n'en fait ni plus ni moins ;
elle se met en action et opère suivant ses besoins
réels, et non suivant ceux que nous lui supposons.
En dégageant cette satyre de l'hypothèse stahlienne
qui l'orne ou la dépare, il est évident qu'en langage hippocratique, cela veut dire que les remèdes
sont principalement bons pour changer *indéterminé-*
ment le mode actuel de la force vitale, et de ramener les allures normales de cette puissance. N'est-
ce pas dire que toute la thérapeutique se réduirait
à peu près à la métasyncrise ? Eh bien ! les médecins physiologistes paraissent avoir raisonné implicitement de la même manière dans un cas grave. En
parlant du choléra asiatique, leur chef, après avoir
exposé sa méthode, dit que quelque parti qu'on prenne
touchant le traitement de cette maladie, le premier
précepte est qu'il faut agir ; que l'expectation est la
conduite la plus funeste, et que les méthodes les
plus éloignées de la sienne sont préférables à l'inaction. Quoique je n'admette pas plus cette règle particulière que je n'admets l'opinion du Stahlien, je
prends acte de ce précepte ; car on ne peut y méconnaître l'aveu du principe de la métasyncrise mé-

dicale. Cette recommandation ne peut être justifiée
que par cette idée.

La métasyncrise est donc encore une des lois éternelles de la thérapeutique.

XXXIV. II" Après avoir porté une attention suffisante sur l'affection soit temporaire soit indéfinie d'une
maladie soumise à notre traitement ; après avoir vu
l'étendue et les bornes de l'art sur cette cause première
du système, notre esprit se porte sur les symptômes,
et particulièrement sur ceux qui altèrent les organes.
Vous savez que nous pouvons exercer sur eux des
changements utiles. La saignée, en diminuant la
fièvre et la force vitale, peut enrayer l'inflammation
et la fluxion. Car ces opérations pathologiques ont
besoin d'un certain degré d'activité. Des attractions
puissantes peuvent faire avorter des mouvements fluxionnaires internes. Les antispasmodiques, les stupéfiants, les délayants, les adoucissants, les résolutifs, servent à affaiblir d'autres symptômes et à
préserver les organes essentiels.

Mais en cherchant à modérer les symptômes in-
quiétants, l'expérience nous a appris à demeurer dans
certaines bornes, au-delà desquelles le système court
le plus grand danger. La saignée diminue la douleur
d'une pleurésie, et l'on serait tenté de la répéter
jusqu'à ce que le malade ne souffre plus. Mais ce
soulagement est perfide : la suppression des symptômes, par un affaiblissement subit, devient la cause
d'une mort inattendue. C'est par cette faute théra-

peutique que sont morts le grand RAPHAEL, et le philosophe GASSENDI. Cette pratique a dû être suggérée par les avantages qu'elle nous procure dans le traitement des maladies réactives. Mais au premier coup d'œil, vous voyez la différence qui existe entre ce cas et celui des maladies affectives. Dans le premier, le chirurgien n'avait rien à faire que de calmer l'exaltation du système lorsque la cause vulnérante avait disparu; dans le second, le médecin ne doit pas perdre de vue une affection présente, dont on opprime la manifestation, mais qui doit ou s'évanouir, ou reproduire ses symptômes.

M. BROUSSAIS, pour qui le symptôme inflammatoire est la première cause du mal, dit : « ce qu'il y a » de *naturel* (mot employé ici pour faire opposition » aux *méthodes naturelles* de BARTHEZ), c'est de calmer » une irritation le plus tôt possible par les moyens les » plus propres à produire cet effet (1). » Je n'entends rien à une pareille médecine. Si un homme souffre de la podagre, calmerai-je ses pieds avec des stupéfiants, au risque de lui causer une goutte remontée? Quand je vois des enfants atteints d'une fièvre d'incubation d'une petite vérole, dois-je chercher à supprimer par la saignée la fièvre, les convulsions, le vomissement, afin que le système n'ait pas assez de force pour opérer l'éruption? Je suis persuadé que le même moyen calmerait les céphalalgies, la fièvre,

_____

(1) *Ibid.*, *p.* 367.

les convulsions qui précèdent la formation de la plique polonaise, et l'éruption deviendrait impossible. Nous conseillez-vous de soigner ainsi nos malades? Je suis bien convaincu que M. BROUSSAIS ne fait rien de semblable dans sa pratique, et que sa thérapeutique en action vaut mieux que ses livres.

Une saignée affaiblissante peut suspendre une maladie, en rendant impossible le développement des symptômes. Mais il doit arriver souvent que l'affection morbide reste, et que, peu de temps après, elle reproduit les mêmes phénomènes. Le fils aîné de notre appariteur se trouvant à Beaucaire pendant la foire, éprouve cet orgasme de l'estomac que l'on nomme fièvre gastrique. Un médecin du pays applique à l'épigastre un assez grand nombre de sangsues, pour que la fièvre s'éteigne. Mais le malade se trouve toujours indisposé, ne peut plus s'occuper de ses affaires, et il revient pâle, sans appétit, sans force, et avec tous les symptômes de l'orgasme dont je parlais, moins la fièvre. Je lui prescris un vomitif. Il rend une grande quantité de bourbe bilieuse, et le lendemain il est guéri. Toutes les suspensions ne sont pas toujours réparées avec la même facilité, et tant pis pour les malades.

CHARLEVAL, bel esprit célèbre du XVIIme siècle, paraît être mort de saignées faites dans l'intention de supprimer la fièvre. « Les médecins, dit un historien, » comptaient avoir chassé la fièvre à force de saignées; » ils disaient entre eux, en présence de THÉVENOT,

» son ami (fameux voyageur, bibliothécaire du Roi,
» auteur de l'*Art de nager*) : *enfin, voilà la fièvre qui*
» *s'en va. Et moi*, dit THÉVENOT, *je vous dis que c'est*
» *le malade* : et CHARLEVAL mourut une ou deux
» heures après. »

GALIEN ayant à traiter une fièvre synoque simple,
s'avisa de la supprimer par une saignée excessivement
abondante. Ses confrères le félicitèrent d'avoir ainsi
jugulé une fièvre : *jugulasti febrem*. Depuis cette époque, la saignée abondante, dans toute fièvre, a été
la routine banale de beaucoup de médecins. BOTAL ,
PATIN, SYLVA , BOSQUILLON en ont fait la base de leurs
traitements. Vous savez bien que leur thérapeutique
n'a pas été donnée comme un modèle par ceux qui
s'y entendent.

La saignée jusqu'au blanc est le knout de la thérapeutique. Elle met ceux qu'elle n'a pas tués dans
l'impossibilité de présenter des symptomes pendant
quelque temps ; mais tout comme les Russes, ainsi
fustigés, retombent souvent dans la faute qui leur
avait mérité cette punition, de même l'affection qui
avait donné lieu à la saignée reproduit les mêmes
symptômes dès que le système a assez de force pour
les former. Ne vous semble-t-il pas que ces correc-
teurs et ces thérapeutistes sont à peu près de la même
force ?

Vous croyez peut-être que ces notions générales
de thérapeutique sont modernes, et qu'elles n'ont
pas subi l'épreuve des siècles. Détrompez-vous : il

vous est aisé d'en reconnaître les germes assez développés dans les écrits même d'HIPPOCRATE. Lisez le
livre *de locis in homine*, et vous y trouverez non-
seulement la multiplicité des méthodes qui doivent
entrer dans l'art de guérir, mais encore une distinction à peu près semblable à celle qui nous est ici
familière; de sorte que les modernes n'aient presque
dû y ajouter que des dénominations. Vous savez combien il a de confiance pour les forces médicatrices (1);
néanmoins il entre dans beaucoup de détails pour
assigner les cas où il nous convient d'agir contre
certaines fluxions, et pour spécifier les moyens applicables à chaque cas (2). Les méthodes métasyncritiques sont toutes représentées par cette proposition :
« Tout ce qui opère un changement dans l'état actuel
» de l'homme, peut être regardé comme des remè-
» des (3). » Les perturbatrices sont directement indiquées (4). Les homœopathes ont trouvé dans ce livre
la sentence dont ils ont excipé (5), et peut-être abusé.

---

(1) Pour la commodité du lecteur, j'ai cru devoir indiquer les
idées principales de l'auteur dans les articles correspondants que
quelques traducteurs ont numérotés. J'aurais pu me servir des divisions de CORNARIUS; mais comme celles de GARDEIL sont plus nombreuses, je les préfère dans ce moment. N° 34.

(2). N° 16 et suivants.

(3) *Medicamenta sunt omnia quæ præsentem statum transmovent.*
Interpr. Cornario. Trad. de GARDEIL, n° 71.

(4) N° 71.

(5) N° 68. « Les maladies viennent quelquefois par les semblables,
» et les choses qui ont causé le mal le guérissent. »

L'importance et la distinction de la révulsion et de la dérivation y sont rendues en termes non équivoques (1). Les méthodes spécifiques y sont mentionnées, et elles y sont conçues comme nous les concevons. Il est donc facile de voir que les principes de thérapeutique relatifs aux méthodes, sont de la plus haute antiquité, si nous en exceptons les méthodes analytiques dont l'esprit ne paraît pas avoir été saisi comme il l'est dans cette École, quoiqu'elles aient été pratiquées de tout temps. Car, qu'est l'analyse en thérapeutique, si ce n'est l'art d'empêcher la formation des manifestations dangereuses, en attendant que l'affection morbide s'épuise et se résolve, ou par le temps, ou par des spécifiques d'une activité lente ? Loin que les méthodes de ce genre soient *des chimères*, comme l'ont dit quelques organiciens, leur thérapeutique, hors les cas des maladies réactives inflammatoires, et de la fièvre inflammatoire exquise, n'est rationnelle que comme une réunion de moyens analytiques. Quand elle est poussée au plus haut degré, c'est une méthode perturbatrice qui a depuis long-temps été appréciée, et dont on connaît les avantages et les dangers.

Après avoir fait la revue de toutes les connaissances médicales acquises à son époque, et réfléchi sur la coordination des parties fondamentales théoriques et pratiques de cette science, HIPPOCRATE ne craignit pas de dire : « Il me semble qu'aujourd'hui la médecine

(1) N° 71.

» a fait tous les progrès qu'on peut attendre ; elle
» apprend à connaître la nature de toutes les maladies,
» et à saisir le moment de l'occasion (1). » Cette déclaration, qui est mon épigraphe, et qui est l'expression abrégée de ces leçons, est trop concise pour
qu'une paraphrase vous soit tout-à-fait superflue.

« A ne considérer la médecine que comme l'art
» de guérir, il *me semble qu'elle est faite*, c'est-à-dire
» qu'elle contient en elle un germe complet qui doit
» se développer et acquérir tôt ou tard le dernier
» terme de son accroissement, sans avoir besoin de
» nouvelle fécondation. Les faits anatomiques con-
» servés dans ma famille, les observations patholo-
» logiques recueillies dans les temples et dans les
» fastes de l'École de Cos, les cas notés par moi-
» même et par mes contemporains, nous ont mis en
» état d'établir la vraie philosophie de la médecine
» pratique ; de *distinguer les catégories naturelles des*
» *maladies ;* de les séparer, non par des symptômes
» inconstants et accidentels, comme le font trop fré-
» quemment les médecins de l'École gnidienne, mais
» par les causes internes, c'est-à-dire par les *affec-*
» *tions* (2) morbides de la *nature* vivante ; de signaler

---

(1) Nᵒ 73.

(2) Cette expression est une sorte de *prolepse* de mots, peut-être
même une *anticipation* de sens, puisque HIPPOCRATE ne paraît pas
avoir eu une idée claire des affections morbides : mais comme il
a été sur le point d'arrêter et d'énoncer cette notion abstraite, j'ai
cru pouvoir lui prêter un langage qui, dans cette acception, est
postérieur, mais que ce grand homme n'aurait certainement pas
repoussé.

» la marche de ces maladies, les allures et les habi-
» tudes de la *nature* dans l'évolution de ces phéno-
» mènes ; enfin, d'indiquer, dans le cours de chaque
» maladie, les occasions d'y introduire un change-
» ment, et de désigner le mode de cette altération.
» *Toute la science est là.* Multipliez les observations ;
» épiez la progression des affections ; accumulez les
» moyens thérapeutiques : selon toute apparence, vos
» acquisitions y trouveront leurs places et leurs em-
» plois. »

Les trente-quatre articles que j'ai tirés de la médecine universelle, ne suffisent certainement pas pour
former des Instituts ; mais j'ai fait en sorte que,
par leur succession, ils constituassent une sorte de
symbole ou d'exomologèse hippocratique, capable de
faire concevoir l'esprit de la science. Je désirais que,
dans une exposition aussi resserrée, on pût se faire
une idée de la pensée fondamentale de chacune des
parties, et que, nonobstant les distances énormes
de ces jalons, on pût reconnaître dans le plan la
régularité, l'harmonie, la durée probable de l'édifice médical. Je voulais que vous pussiez voir que
ceux qui avaient le projet de le renverser de fond
en comble n'ont pas su comment s'y prendre ; qu'au
lieu de cela, ils l'ont décrié ; qu'en concurrence, ils
en ont construit d'autres de leur façon qui sont tombés
de vétusté avant d'être achevés. J'aurais trouvé du
plaisir à vous faire remarquer la manière dont les
réformateurs vantent leur nouvelle construction en

opposition avec l'ancien monument; font des hymnes
pour des procédés ingénieux, avantageux même dans
quelques cas particuliers, et prétendent les rendre si
éclatants qu'ils éclipsent les grands dogmes de la science ; décernent l'apothéose à certains moyens d'explo-
ration pour effacer les travaux d'HIPPOCRATE, de GA-
LIEN, de BAILLOU, de STAHL, de BARTHEZ, ce qui est à
peu près se mettre en admiration devant un escalier
utile, ou devant un boudoir commode, pour anéantir
les chefs-d'œuvre de DÉMOCRATE, de VITRUVE, de BRA-
MANTE, de PALLADIO, de PERRAULT. Si je n'ai pas
réussi à vous faire sentir ce contraste, et à vous en
faire apprécier l'intention, mon insuccès ne serait pas
de nature à me décourager. L'entreprise n'est point
difficile : elle ne demande que du temps.

QUATRIÈME PARTIE.

DOUZIÈME LEÇON.

SOMMAIRE.

Moyens de rendre plus rares les tentatives de réforme.
D'après les causes de la dernière réforme, on voit que, pour éviter toute tentative pareille, il faut : 1° apprendre de bonne heure les propositions pérennes de la médecine ; 2° se rendre le compte le plus exact de chacune de ces propositions. Pour cela il est indispensable d'étudier les cas rares, sans craindre le reproche d'érudition, car ce n'est pas ici une érudition d'agrément. Un très-bon moyen de donner une connaissance approfondie des propositions fondamentales de la médecine, ce serait une histoire de la *civilisation* de cette science : développement de cette idée. 3° Lier le présent avec le passé. 4° Avoir un style qui ne soit remarquable que par sa candeur et sa clarté. Tous ces moyens se réduisent en un seul : bien comprendre la doctrine.

Lorsque j'ai entrepris de vous montrer l'*identité des dogmes fondamentaux de la médecine progressive, depuis qu'elle a été rédigée en corps de doctrine jusqu'à ce jour*, je vous ai dit, dans l'exposition du sujet, que nous examinerions s'il conviendrait d'employer quelques moyens particuliers pour conserver ces dogmes, afin d'en prévenir l'oubli et de rendre moins probables les *révolutions* futures, prophétisées par ceux qui ont célébré les révolutions passées. C'est cette question qui va faire le sujet de cette séance.

Les propositions médicales que je vous ai présentées, et beaucoup d'autres aussi difficiles à réfuter, sont dans la bouche des médecins instruits, et dans la tête de tous les praticiens expérimentés, si ce n'est pas d'une manière claire et distincte, du moins d'une manière assez efficace pour qu'elles les dirigent dans leur pratique : et cependant des hommes d'esprit, qui ont des connaissances en médecine, ont attaqué collectivement ces propositions, et ont détracté distributivement de quelques-unes, sans avoir pu leur faire le procès en forme. Ce décri, vous le savez, a obscurci quelques années la médecine dans la capitale, et surtout dans certaines provinces. Mais dans ce moment la mode a passé L'opinion, si souvent ennemie du bon sens, avait élevé une hypothèse qui dispensait les praticiens d'instruction, de lecture et de contention d'esprit : l'opinion la quitte aujourd'hui (1) et la laisse presque sans consolateur. Les anciens propagateurs n'abandonnent pas simplement leur apostolat, mais ils le renient.

Lorsqu'en 1823 je fis un voyage dans quelques départements, je fus étonné de la sensation qu'avait produite la seconde édition de l'*Examen des doctrines*

---

(1) Un voyageur médecin dit, en 1835, avoir constaté, à Paris, que *la medecine physiologique est à peu près abandonnée*, et il signale le retour des praticiens français à l'hippocratisme. V. *Observations on the principal medical institutions and practice of France, Italy and Germany; with notices of the universities, and cases from hospital practice. By* EDWIN LEE. London, 1835.

médicales. A mon retour, je me hâtai de lire cet ouvrage. Je me crus obligé de tenir les élèves en garde
contre ce prestige général, et je leur prédis que de
tout cet appareil il ne resterait rien. Je leur déclarai
l'actuel et le futur dans une fable que BOIVIN cadet
avait tirée d'un manuscrit attribué à Jean de MEUN (1),
et dont voici la substance. « Il y avait autrefois, dans
un jardin, un beau palmier qui était en rapport et
fournissait d'excellentes dattes. Le jardinier s'avisa
de planter au pied du palmier une courge. Cette
plante naît, croît, se développe dans peu de temps.
Les rameaux rampent sur la tige, les vrilles embrassent les branches ; les feuilles couvrent le palmier.
La courge fleurit. Dans quelques jours les fruits pè-
sent sur l'arbre et menacent de l'accabler : le pauvre
palmier, enterré dans ce feuillage, serré de toutes
parts, se sentant étouffé et prêt à mourir, demande
grâce à la courge ; mais l'orgueilleuse est sans mi-
séricorde, et ajoute la raillerie au mauvais traitement. Après plusieurs plaintes mal reçues, il s'avise
de demander à son heureuse rivale qui elle est, et
quel est son âge. La courge décline son nom, et dit
qu'elle est née il y a deux mois et demi. A ces mots,
le palmier prend courage ; il passe subitement de la
terreur à une gaîté folle. Il ne se contente pas de rire,
mais *il commence à moquer, truffer et rigoler de dame
courge, et de faire lui grimaces et grands despis*. Piquée

---

(1) Apologie d'HOMÈRE et bouclier d'ACHILLE ; Paris, 1715.

18

de ce changement, elle en veut connaître la cause.
Vous m'avez tant fait peur, dit l'arbre, que je me
suis cru perdu. Je vous croyais ma contemporaine,
ou même mon ancienne. Mais puisque vous êtes si
jeune, et que dans un si court espace vous vous êtes
si bien développée, vous ne m'incommoderez pas
long-temps ; car la durée de vos pareils est bien
courte. » La moralité n'est pas difficile à déduire.
Vous voyez bien que la médecine hippocratique est
le palmier, et que la médecine des réformateurs est
la courge ; que les doctrines formées avec lenteur,
accrues par le temps, fortifiées par le labeur des plus
grands hommes, ressemblent à ces arbres de haute
futaie qui ont besoin d'un grand nombre d'années
pour porter du fruit, qui bravent les siècles, et dont
le bois dur est incorruptible ; que les doctrines im-
provisées, qui n'ont coûté ni accumulation d'un grand
nombre de faits, ni longue élaboration des principes,
ressemblent à ces plantes herbacées dont la végétation
couvre toute la terre pendant la belle saison, qui
meurent dans l'automne, et qui se pourrissent aux
premières pluies. Convenez que je ne me suis guère
trompé dans ma prédiction. Que reste-t-il à présent
de cette citrouille? quelques graines peut-être. Mais
elles ne doivent guère nous occuper : toutes celles du
même genre sont annuelles.

Des événements de cette espèce sont des éclipses
de la raison. Si elles doivent venir de temps en temps,
j'aimerais mieux que vous et moi en fussions témoins

que victimes. N'y aurait-il pas moyen de s'en garantir ? L'expérience du passé ne doit pas être perdue. Quelles sont les causes de cette échauffourée ? Je crois en reconnaître quatre.

1° Dès le commencement de ces leçons, je vous ai fait voir que les réformateurs ont ignoré un grand nombre de ces vérités fondamentales dont je vous ai entretenus dans plusieurs séances. Leur première éducation médicale avait été reçue à S'-Côme. Contents de leur point de vue, ils n'ont pas voulu en changer ; et l'on sait bien que de ces habitudes viennent ces préventions, ces idées fixes qui nous assiégent le reste de la vie, et que BACON appelait *idola specus.*

2° Les vérités qui ne leur sont pas inconnues, ne leur sont venues que comme des traditions incertaines, ou plutôt comme des préjugés populaires. Au lieu de les examiner, ils ne les ont nommées que pour en faire des objets de dérision. Ils n'ont eu garde de mettre à profit une pensée de notre GRIMAUD : *On a fait,* disait-il, *plusieurs bons livres pour signaler un grand nombre de préjugés faux, regardés vulgairement comme vrais : il serait à désirer que l'on s'occupât des préjugés réputés faux et que l'on prouverait être vrais ; ce livre serait peut-être plus grand que les premiers.*

3° Avec les préventions qu'ils ont eues contre le passé, ils n'ont étudié que le présent. Ils ont recommandé l'oubli de tout ce qui était ancien. Ils

ont ainsi renoncé à une longue expérience. La science
a commencé à dater d'eux ; ainsi ils se sont exposés
à toutes les recherches périlleuses d'un voyage de
découvertes.

4° Au lieu de proposer leurs idées de manière à
provoquer des objections, des éclaircissements, des
discussions, ils ont pris un ton tranchant, et ils ont
imposé leurs opinions. Ils se sont dispensés de les
fortifier par des raisons, par une logique sévère ; ils
ont compté sur leur style. On aurait dit qu'ils s'a—
dressaient aux masses et non aux individus qui raisonnent. Ils ont eu recours à toutes les formes ora-
toires : véhémence, conviction factice, persiflage,
tours contempteurs qui intimident sans instruire. Pour
leur répondre, il n'y avait pas moyen de prendre
leur ton. Ce silence les a enivrés jusqu'au moment
où le public les a abandonnés.

Voilà l'origine et le résultat de ces réformes. Pro-
fitons de nos réflexions, afin de n'être pas dupes, et
pour n'être pas tentés de devenir sectaires. Aujour-
d'hui que je vois s'élever cette espèce d'enseignement
mutuel, que j'ai tant favorisé à toutes les époques,
et dont j'ai toujours désiré faire partie, exhortons-
nous mutuellement à nous mettre en garde contre
des défauts scientifiques qui ne nous présentent en
perspective que l'alternative de mystifications déri-
soires, ou de chutes humiliantes.

I. Les propositions fondamentales de la médecine
que j'ai énoncées, et celles qui s'y rapportent et aux-

quelles j'ai fait allusion, sont pour nous, au moins provisoirement, une sorte de décalogue avec lequel il faut se familiariser, de manière à en sentir tout l'esprit, et à pouvoir le revêtir sur-le-champ des expressions les plus propres. On les trouve dans les ouvrages de tous les grands médecins ; on les entend dans les conversations médicales de tous les praticiens réellement instruits. On a perdu l'habitude de lire les traités d'institutions de médecine. Cependant tout élève consciencieux doit se persuader que cette étude est indispensable. Quelque opinion qu'il ait de lui-même, quels que soient ses projets, il faut qu'il connaisse l'état actuel et réel de la science, et il ne doit pas se permettre de la deviner.

Quand nous sommes remplis des propositions générales qui composent la science commune, il ne faut pas craindre de lire les livres de toutes les sectes, sans répugnance ni prédilection. Mais pour qu'il n'y ait pas de confusion, il faut bien distinguer les idées qui appartiennent à la secte, et celles qui entrent dans la médecine de vingt-deux siècles. En séparant les idées, on s'accoutume à bien comprendre leurs langages respectifs. Après un peu d'habitude, les notions acquises se placent dans l'esprit sans trouble et sans mélange.

II. Les propositions pérennes nous viennent d'abord comme des traditions reçues, dont nous ne nous sommes pas rendu compte. Mais lorsqu'elles nous sont devenues familières, nous sentons le besoin d'en connaître la source, et même d'apprendre quels sont les auteurs qui les ont énoncées et mises en crédit. Ce n'est qu'après les avoir soumises à cet examen, que nous pouvons les considérer comme nôtres. Tant qu'elles sont placées dans notre esprit comme en dépôt, elles peuvent être expulsées par le premier venu. Ne nous y trompons pas : une proposition inductive ne ressemble pas à une formule de mathématique. Comme cette dernière a été construite en vertu d'une démonstration, et que dans tous les temps nous sommes à portée de nous la rappeler promptement, ou de l'acquérir à volonté, nous n'avons jamais un instant de doute sur le théorème, et quoi qu'on puisse nous dire, nous vivons dans la même conviction. Mais, je vous l'ai déjà dit, une proposition inductive est l'expression d'un grand nombre de faits qui s'accordent sur une vérité : il peut arriver qu'elle ne pénètre dans notre entendement qu'au moyen d'une insinuation lente, comme fait quelquefois la conviction de la culpabilité d'un accusé dans une cour d'assises, c'est-à-dire par la multiplicité des dépositions, variables dans diverses circonstances, mais analogues en ce point, que toutes rappellent une vraisemblance de ce fait. Il s'ensuit de là que, pour trouver dans notre âme une persuasion suffisante d'une proposition générale, il faut que nous connaissions un très-grand nombre de faits qui s'y rapportent, et que nous en déduisions nous-mêmes des conséquences pareilles à celles que nous avions adoptées de confiance. De sorte que cette opération mentale doit être une seconde découverte des vérités, une invention de notre part.

Ne nous laissons pas émouvoir par le reproche que quelques-uns ont fait à l'École de Montpellier, de trop philosopher. Elle a trop à se louer de sa conduite pour qu'elle s'avise d'en changer. C'est grâce à sa philosophie qu'elle a su se garantir des invasions des novateurs de tous les temps. Lui conseiller d'y renoncer, c'est conseiller au lion amoureux de se laisser couper les griffes et les dents. Faute d'avoir tout étudié avec cette profondeur, une dénégation audacieuse de la part d'un ignorant fanatique, ou d'un charlatan, suffit pour nous faire renoncer aux principes primitivement adoptés.

Cette obligation de se rendre compte des propositions doctrinales, est ce qui nous force à étudier avec le plus grand soin tous les faits médicaux, non pas seulement ceux que l'on appelle journaliers ou communs, mais encore les rares, les singuliers. Les principes n'ont de la solidité que lorsqu'ils embrassent tous les phénomènes sans exception. Les novateurs, qui ne veulent dater la médecine que de leur réformation, dédaignent les faits rares et singuliers. Ils appellent cela de *l'érudition*, et ils trouvent que l'admission de ce qu'ils n'ont pas vu est une *foi robuste* (1).

Il faut remarquer que le mot *érudition* est pris dans des sens assez indéterminés pour qu'il puisse être

(1) M. Broussais, Examen des doctrines, p. 366.

une censure ou un éloge. A la lettre, il signifie *savoir*, *connaissance*; dans l'usage le plus commun, l'érudition est l'acquisition des connaissances de détail qui piquent la curiosité. Il me semble qu'on ne l'emploie guère pour la recherche des phénomènes naturels qui entrent dans le sujet d'une science physique. Les seules circonstances de ces recherches qui pourraient porter le nom d'érudition, seraient la détermination historique du fait, et l'appréciation de l'historien. Comme ceux qui qualifient BARTHEZ d'*érudit* n'ont pas l'intention de le louer sous le rapport médical. ils veulent faire entendre que la recherche des cas rares est un objet de curiosité, et non d'utilité scientifique. Mais parler ainsi est mal connaître l'esprit de la science de l'homme, qui est toute fondée sur l'induction. La recherche des manières d'agir de la *nature* humaine est un des objets les plus importants. Or, pour constater ses allures, il ne suffit pas de signaler ses actes journaliers; il faut la surprendre dans les circonstances singulières où elle a pu se montrer quelquefois. Les propositions doctrinales doivent tenir compte de ces phénomènes, et par conséquent les faits de ce genre ne sont pas de l'*érudition*, mais des besoins de première nécessité.

Pénétrons-nous bien de l'importance de ces études. Loin de les négliger sur la foi des auteurs dont nous voulons éviter et les fautes et les désappointements, appliquons-nous-y avec zèle; et restons persuadés que, sans une connaissance profonde de tous les faits de la *nature* humaine, des phénomènes les plus rares comme des plus ordinaires, il est impossible d'être physiologiste, et par conséquent d'être médecin. Ce qu'ils appellent *la foi* se fortifie à mesure que l'on s'instruit; ou, pour mieux dire, elle cesse de porter ce nom, puisque cette connaissance une fois acquise, s'appelle *science*. L'incrédulité des esprits forts qui ont du dégoût pour ces recherches, ressemble à celle des paysans qui ne veulent pas croire aux antipodes.

Un des meilleurs moyens d'apprendre les propositions doctrinales, ce serait de fondre cette étude avec celle de l'*histoire intrinsèque* de la médecine. Entendons-nous bien sur la valeur de cette expression.

Vous savez, Messieurs, que la société humaine a perpétuellement une tendance au bien-être individuel du sens intime, tendance dont le concours de tous les membres amène tôt ou tard, et après diverses fluctuations, des améliorations successives dans cette société. L'amélioration est le résultat des idées acquises, des sentiments qui se sont développés, des événements fortuits, des révolutions, de l'influence de certains hommes extraordinaires. La *connaissance* des idées successives qui ont dominé les nations dans l'ordre moral, est ce que l'on appelle l'*histoire de la civilisation*. Il existe dans le monde médical une tendance à introduire dans l'ordre physiologique un service pareil à celui que reçoit l'ordre moral, c'est-à-dire une amélioration de l'*humanité* prise dans le sens médical. Cette amélioration est aussi le résultat des idées acquises par les méditations, les observations, les intérêts particuliers, les commotions scientifiques, les erreurs, les guerres intellectuelles des hommes qui habitent cette sphère. Ne vous semble-t-il pas que cette suite d'idées médicales qui tendent au perfectionnement, comme par ondées, constitue une sorte de *civilisation* susceptible d'une histoire ?

L'histoire des nations, appliquée à l'histoire de la civilisation, est une invention moderne du plus grand intérêt. Vous savez quel est le parti que M. Guizot a su tirer de cette idée pour en faire l'âme de l'histoire moderne. Dans cette biographie de la civilisation, il a trouvé l'origine et les progrès de tout ce qui occupe le plus aujourd'hui les hommes pensants, la morale, la liberté, le principe de l'ordre, le droit naturel, le droit de la société, l'art de combiner l'un et l'autre de la manière la plus heureuse. Il a su faire voir les résultats avantageux pour la société des perturbations, des secousses violentes que les nations ont dû essuyer. Ainsi des hommes que les propositions didactiques ennuient, ont appris des principes de morale, de droit politique, de législation, grâce à la forme historique et presque dramatique de ces attachantes leçons. Réciproquement, ceux pour qui l'histoire purement narrative n'est qu'une série de contes, si elle n'est pas animée d'une intelligence qui motive tout, et d'une sagesse qui instruit continuellement, ont senti que les histoires ont leur prix lorsqu'elles sont disposées d'une manière convenable, puisqu'ils se voient en état d'en déduire, ou une connaissance profonde de l'homme civilisé, ou une règle de vie plus juste ou plus utile.

Si la médecine a une civilisation comme l'histoire morale, qu'est-ce qui empêcherait de faire concorder le récit des travaux des médecins avec celui des propositions doctrinales qui font l'objet le plus important de notre art? En recherchant l'origine, les progrès, les formes de ces propositions, l'influence qu'elles ont exercée sur la pratique, les formes qu'elles ont dû subir de la part des révolutions excitées par la vanité, l'intérêt, l'ignorance, la perversité de caractère de certains hommes; les résultats scientifiques de ces commotions; la désignation des hommes qui ont ajouté des vérités nouvelles à la science, de ceux qui les ont disposées et conservées, de ceux qui les ont obscurcies ou méconnues : une pareille histoire de la médecine serait d'un autre intérêt que celles qui ont été faites jusqu'à présent. Pour la plupart, les propositions fondamentales, abstraitement présentées, sont fastidieuses, vagues, incertaines. Dans un temps où elles ont été vilipendées, ils ne veulent pas se soumettre à les étudier. L'histoire, faite comme je la conçois, doit les leur avoir apprises avant qu'ils s'en doutent. Ils ont cru lire ou entendre des biographies, des anecdotes, des discussions polémiques, et ils ont sucé ce qu'il y avait d'essentiel; ils l'ont apprécié, et ils ne sont plus à temps de s'armer d'opposition pour le repousser. De même, ceux qui se mettent en garde contre les faits extrordinaires, mais qui sentent la nécessité de s'appuyer sur les propositions doctrinales de la science, trouvent dans la singularité de certains phénomènes, l'explication et la justification des dogmes et des préceptes que le vulgaire n'a pas voulu accepter.

Si nous trouvons un jour un historien qui fasse pour la médecine ce que M. GUIZOT a fait pour la science du progrès de l'esprit humain, ne manquons pas de l'entendre. En attendant, étudions nous-mêmes dans cette direction. Nos tentatives ne seront jamais perdues.

Puisque l'on parle d'*érudition*, voilà un point de vue sous lequel il peut nous être utile. Souhaitons que l'historien que j'appelle de mes vœux en ait beaucoup, pour qu'il ait une grande connaissance individuelle des auteurs, et qu'il puisse nous dire quels sont ceux qui méritent notre confiance, soit comme observateurs, soit comme médecins ; et quels sont ceux dont nous devons nous méfier. Cette critique empêchera peut-être les paresseux de tomber dans une sorte de *probabilisme* médical, aussi dangereux que le *probabilisme* introduit autrefois dans la morale, et que PASCAL a immolé au ridicule.

III. J'ai reproché aux réformateurs médicaux d'avoir interrompu la succession du passé au présent, et d'avoir voulu former une nouvelle science qui n'eût rien de commun avec la précédente. Quand leur nouvelle direction pourrait être tolérée, cette affectation

serait insupportable. Dans un vrai progrès, il n'y a
point de saut. L'actuel doit être la continuation du
passé, comme le futur sera la continuation du présent. Dans une science naturelle inductive, on n'est
sûr du présent qu'en vertu de la connaissance que
nous avons du passé. Aussi les médecins qui ont le
plus illustré la science, se sont piqués d'unir toujours
les découvertes de leur temps avec le passé, de manière que la chaîne ne fût jamais interrompue. Les
Épîtres médicinales de Jean LANGIUS, les ouvrages de
SENNERT, l'Histoire des principaux médecins de ZA-
CUTUS, les Commentaires de MERCURIALIS sur les pronostics, les Prorrhétiques et quelques autres livres
d'HIPPOCRATE (1), les consultations de BAILLOU, semblent avoir été faits particulièrement dans ce but.
Nous devons imiter ces auteurs sur ce point comme
sur beaucoup d'autres. Nous y sommes plus inté-
ressés que jamais, puisque tous les échos ne cessent
de nous crier : *progrès*, *avenir* !.... Songeons au *progrès*, mais cela ne se peut que par la loi de continuité. Songeons à l'*avenir* ; mais si le présent est *gros*

----

(1) M. DOUBLE semble se plaindre de ce que MERCURIALIS n'a
presque rien ajouté à la science du pronostic, et qu'il s'est contenté
d'accorder entre elles les diverses sentences, et de les rapprocher de
celles qui se rapportent aux mêmes sujets dans les livres des auteurs
les plus illustres. M. DOUBLE, qui s'occupait du progrès de la séméiotique, a dû faire des reproches à MERCURIALIS. Mais pour moi,
qui ne m'occupe que de la constance des idées fondamentales de la
médecine, ces travaux suffisent.

de l'avenir, comme nous l'a tant dit Leibniz, nous ne pouvons prédire le temps de l'accouchement, et conjecturer la nature du part, qu'en connaissant l'époque, l'âge et les symptômes de la grossesse.

IV. Comme vous et moi ne voulons que la vérité, tant pour nous que pour les hommes *bonæ voluntatis*, nous n'avons pas besoin d'en orner l'expression. Candeur, simplicité, clarté, voilà les seules qualités qui conviennent à notre style. Ne négligeons rien pour entourer la pensée émise de tous les appuis qui la soutiennent dans notre esprit. Tout autre accompagnement serait un artifice, et un artifice n'est pas digne de nous. Si nous étions exposés à quelque tentation, le style dont je parle contribuerait à nous préserver. Nous craindrions d'avoir à rougir de la nudité de notre péché.

Les anciens, dont les préceptes sont tous allégoriques, ont adoré deux dieux de l'éloquence qui sont fort différents, et entre lesquels il faut choisir. Je doute qu'on puisse les servir tous deux à la fois. L'un est Mercure, dont vous connaissez les emplois et les attributions. Il est à la fois le dieu des orateurs, des marchands et des voleurs. L'emblème est frappant : chrétiennement nous le reconnaissons le démon de la séduction, de la ruse, de l'astuce, de la fraude.

A quoi cette divinité peut-elle nous servir ? Quelques-uns ont voulu que Mercure pût orner la sagesse, et c'est vraisemblablement ce qu'a voulu nous dire un

de nos peintres les plus poètes, le grand LE SUEUR,
dans un dessin intitulé le Parnasse (1). Dans un bo-
cage délicieux de l'Hélicon se trouvent les Muses,
les Grâces, Pégase, des Génies ; MINERVE est en cette
compagnie ; à ses pieds sont des livres. Elle considère une production de son ressort, c'est une tablette
où sont écrites des paroles. MERCURE, assis derrière
elle, paraît y faire des remarques. Il est probable
qu'il trouve à redire à un discours trop sévère où il
n'y a que de la raison, et où il fallait répandre de
l'agrément. Il lui dit peut-être ce qu'un philosophe
ancien disait à un de ses disciples trop austère : *songez
à sacrifier aux Grâces*. Cette interprétation est d'autant plus vraisemblable, que les Grâces sont là pré-
sentes. Mais, malgré ce conseil, je ne puis pas me
résoudre à invoquer ce dieu. Ses secours nous ren-
draient suspects aux lecteurs expérimentés. Nous n'aurions besoin de lui que si nous voulions faire passer
une hypothèse. Or, ce n'est pas notre projet.

L'autre dieu de l'éloquence est HERCULE Gaulois.
Celui-ci est l'emblème de la vertu, du labeur, de la
candeur, et d'une force irrésistible. Voyez-le tel que
l'ont conçu RAPHAEL (2) et Jean GOUJON (3). Des formes mâles, agrestes, régulières, sans grâce, sans

---

(1) OEuvre de LE SUEUR, par LANDON; n° 91.
(2) Dessin gravé dans le Recueil d'estampes de CROZAT, n° 38.
(3) Voyez le Champ Fleury, de Geoffroy TORY de Bourges, feuillet
III., verso.

aucun charme qui puisse émouvoir les sens, voilà
sa figure. Autour de lui sont des auditeurs attentifs,
dont aucun n'a envie de s'éloigner. Il part de la bouche d'HERCULE des liens indissolubles qui traversent
l'oreille des assistants pour pénétrer dans leur intelligence. Que sont ces liens? Ce ne peut être que ceux
de la vérité, de la conviction interne, de la raison :
ce sont les seuls qui entraînent sans fascination, et
qu'il est impossible d'éluder s'ils sont entrés jusqu'à
l'entendement.

Messieurs, n'est-ce pas là la Déité qui nous convient ? N'implorons qu'elle dans le commerce scientifique auquel nous nous livrons, pour notre instruction et pour nos échanges de services intellectuels (1).

---

(1) Si nous devons être sincères dans l'expression de nos propositions doctrinales, nous ne devons pas l'être moins dans l'exposition
des opinions de nos antagonistes. On pourra juger par un trait si les
réformateurs se sont piqués de la même justice à l'égard de l'école
d'HIPPOCRATE. On sait que, dans le langage philosophique, l'*idée*
d'une chose est la réunion de tout ce qui la constitue. GALIEN a donc
pu appeler *idée* d'une maladie tous les symptômes actuels et successifs qui lui donnent sa forme, ou même la cause qui les dispose
ainsi. Aussi les mots *idée* de la maladie et *nature* de la maladie sont
synonymes dans les ouvrages de SENNERT, de BAILLOU, et des autres grands auteurs de la même école. VAN-HELMONT, considérant
cette cause des symptômes dans la puissance unitaire qui anime l'a-
grégat, a dû préférer le mot *idée* à celui de *nature*, comme plus
propre à rappeler l'*individualité* du système. Par un motif pareil,
BARTHEZ a pu employer quelquefois la même expression. Ce mot
s'accordait parfaitement avec le fait de l'unité, et n'emportait pas
avec lui la *substantialisation* de VAN-HELMONT. M. BROUSSAIS a voulu ridiculiser le mot de GALIEN dans la doctrine de BARTHEZ. Mais
ce qu'il a dû trouver plaisant, et qui l'est en effet dans un autre sens,

Le style qu'elle nous inspirera sera pour nous ce que
sont les habits attachés à certains états, à certaines
corporations ; ces marques extérieures apprennent au
public quelles sont les qualités de la profession ; et
à l'homme qui les porte quelle est la conduite qu'il
doit tenir pour qu'il n'y ait pas un contraste révol-
tant entre le vœu qu'il a fait et la vie qu'il mène.
Ainsi, l'utilité la plus générale des insignes, c'est la
conservation des vertus et des maximes dont ils sont
les emblèmes, afin qu'elles ne tombent pas dans l'oubli. Faisons donc en sorte que la candeur, la simplicité et la clarté de notre style didactique soient l'emblème de la science à laquelle nous nous sommes
voués.

c'est qu'ayant à parler le langage du professeur de Montpellier,
au lieu de dire une *idée* morbide, il dit une *pensée* morbide (Exam.
des doctr., p. 363). Je ne soupçonne pas M. BROUSSAIS de regarder
comme synonymes *idée* et *pensée* ; j'y reconnais une intention. La
substitution du mot *pensée* à la place du mot *idée*, n'est-elle pas une
figure de la rhétorique de MERCURE ? HERCULE Gaulois ne veut pas
de cette éloquence-là.

CINQUIÈME ET DERNIÈRE PARTIE.

—

TREIZIÈME LEÇON.

SOMMAIRE.

La constance de la doctrine de Montpellier prouve que, pour con-
server les propositions fondamentales de la médecine, il suffit de
les bien comprendre.
Les divisions qui ont existé entre les médecins de Montpellier se rapportaient à la partie conjecturale de la science, et non à la partie
substantielle. Celle-ci s'est toujours conservée chez nous : 1° sans secours supérieurs; 2° malgré les circonstances locales, que l'on disait
être défavorables ; 3° malgré des causes diverses extérieures,
c'est-à-dire malgré les théories médicales à la mode ; 4° malgré
des principes internes de dissolution, c'est-à-dire, en dépit des désirs et des intérêts des membres de la compagnie. Théorie hypothétique du professeur BAUMES. Clameurs contre BARTHEZ, qui ne
pouvait pas être bien compris de ses contemporains. Querelle entre
BARTHEZ et DUMAS. Conclusion de cette leçon. Conclusion de
toutes.

———

Quand j'ai cherché les moyens de conserver les
propositions fondamentales de la médecine interne,
tout s'est réduit à dire qu'il fallait qu'elles fussent
bien comprises. Je n'ai parlé ni de secours extérieurs,
ni de l'appui de l'autorité civile, ni de l'harmonie
des personnes qui en ont le dépôt et qui doivent les
perpétuer. Qu'elles ne soient pas simplement *crues*,
mais bien *sues*: qu'elles ne soient pas dans notre esprit

une *foi*, mais une connaissance *apodictique* dans l'ordre inductif : et elles seront éternelles, inaccessibles aux modes et aux révolutions.... C'est dire qu'elles sont vraies.

Tout ce que j'ai dit est le résultat du raisonnement. Pour confirmer ma thèse, vous pouvez désirer une preuve de fait. Je vais vous en citer une qui me paraît convaincante : c'est la constance de la doctrine de Montpellier. Qu'est cette doctrine ? C'est celle qui a été conçue à Cos, qu'Hippocrate a conduite jusqu'à l'enfance, qui, aujourd'hui adolescente, prospère dans cette École, et que les maîtres de cet établissement travaillent à mener à l'état adulte, si l'esprit humain peut aller jusque-là. Elle est toujours la même, et quoique par le cours de l'âge et de l'accroissement, les proportions aient un peu changé, que quelques parties soient oblitérées, que quelques autres se soient formées, un homme attentif y reconnaît toujours l'identité du sujet.

La doctrine de Montpellier s'est conservée par elle-même, uniquement parce qu'elle était *suc*, et que ceux qui la *savaient* ont pu la perpétuer. Elle s'est conservée : 1° sans des secours supérieurs ; 2° malgré les circonstances locales ; 3° malgré des causes divellentes extérieures ; 4° malgré des principes internes de dissolution.

N'oubliez pas que la doctrine dont je parle ne se compose que de propositions nommées *substantielles* ; qu'elle est formée des faits, des lois inductives,

des règles générales qui s'accordent avec ces lois et
avec l'expérience. Elle est dégagée des propositions
conjecturales, c'est-à-dire des théories hypothétiques,
des suppositions sur le progrès caché des phénomènes
vitaux, et des thérapeutiques proposées d'après ces
idées. Cette distinction est indispensable pour expliquer deux choses en apparence contradictoires, que
le public a dites de cette École ; savoir : que, d'une
part, elle enseigne une doctrine qui lui appartient ;
que, de l'autre, les anciens médecins de Montpellier
étaient fort divisés d'opinions ; que même leurs dissensions allaient quelquefois jusqu'au scandale. Il est
aisé de concevoir que les deux rapports ont pu être
vrais dans le même temps, puisque les mêmes hommes
qui différaient d'opinion sur les parties conjecturales,
pouvaient être tout-à-fait d'accord sur les parties substantielles.

I. Aucune puissance extérieure ne s'est jamais im-
miscée dans le choix et la direction des propositions
doctrinales internes. Si l'autorité a exigé autrefois de
la part des docteurs quelques formules religieuses,
elles n'ont aucun rapport avec les idées purement
médicales ; et il faut avouer qu'en cela elle a imité
Dieu, et qu'elle a livré aux savants ce petit monde
comme objet de leurs disputes.

Dans l'éloignement où cette École est de l'autorité,
on voit qu'il lui a manqué bien des encouragements,
quand on la compare aux établissements didactiques
qui sont plus à sa portée. Quoiqu'elle doive de la

reconnaissance pour les bienfaits qu'elle a reçus sous
le ministère de CHAPTAL, elle peut se glorifier elle-
même de la conservation de sa doctrine, dont les
supérieurs ne se sont pas mêlés au moins pour la
favoriser.

II. Les principes fondamentaux de la médecine se
sont conservés lorsque des circonstances locales mena-
çaient la Faculté ou de sa suppression, ou de son exil,
sous prétexte qu'elle ne pouvait pas avoir tous les moyens
qu'on croyait nécessaires pour l'étude de l'anatomie. A
cette époque, l'opinion générale était que la dissection
des cadavres, l'*autotomie*, était une partie indispensable de l'éducation médicale, sans discerner les desti-
nations des divers candidats. Celui qui avait le projet
de ne jamais exercer les opérations chirurgicales,
était soumis aux mêmes exercices que celui qui devait
se livrer spécialement aux grandes opérations. Cette
vogue a mis l'École en danger. Les localités ne lui
permettaient pas de lui fournir ce que la mode exi-
geait. La médiocrité de la population, la douceur
du climat, la brièveté des hivers ordinaires, l'aisance
générale de la classe la plus pauvre, et qui laisse
presque vides nos beaux hôpitaux, l'usage des secours
à domicile, l'indifférence des notabilités pour un établissement dont la considération semble faire ombrage :
voilà des causes suffisantes pour expliquer cette di-
sette relative. On parlait de transporter la Faculté
dans des villes beaucoup plus grandes : et qui sait
quel aurait été le résultat scientifique d'une telle

dislocation? La doctrine l'emporta sur la mode. Elle
nous fit apprécier l'anatomie à sa véritable valeur.
Au moyen de la distinction des diverses parties de
la science, nous pûmes déterminer les vrais services que cette anatomie pouvait nous rendre. Il nous
fut aisé de la faire rentrer dans les limites qu'elle
ne peut pas légitimement franchir, et de répéter avec
courage ce que l'on savait ici depuis long-temps,
et que l'on professe aujourd'hui à Paris. Après ces
réflexions, nous fîmes voir que nos hôpitaux nous
fournissaient tout ce qu'il fallait pour l'étude *autop-
sique* de ceux qui ne veulent pratiquer que la médecine interne, et ce qu'il fallait pour les exercices
autotomiques de ceux qui se proposent de se livrer à
la chirurgie.

III. La doctrine dont je parle a résisté à l'action
des causes divellentes externes. Vous faites-vous une
idée de l'influence que peut exercer sur une corporation une opinion que la masse a adoptée? Quoique
les idées scientifiques soient resserrées dans une sphère
où l'on n'a pas à craindre ordinairement des vio-
lences physiques, ceux qui ne veulent pas les recevoir sont exposés à des épreuves difficiles. La fermeté
est traitée d'entêtement, d'ignorance, d'obscuran-
tisme; les sarcasmes, les railleries les percent de
toutes parts; des sobriquets burlesques les humilient.
La Faculté a dû essuyer tout cela; mais elle a trouvé
son courage dans la solidité de ses principes. Elle a
repoussé avec dédain les prétentions contraires aux

propositions fondamentales, telles que le brownia-
nisme, le chimisme, le physiologisme ; mais elle n'a
jamais censuré des essais prudents de pratique, tels
que l'inoculation, la vaccination, les préparations
pharmaceutiques nouvelles.

Quelque courage qu'il faille pour résister à une
opinion générale, il en faut davantage pour n'être
pas ébranlé par les sollicitations de personnes estimables qui viennent dans l'intention de vous dé-
tromper. La Faculté s'est trouvée dans de pareilles
conjonctures. La doctrine est restée la même ; bien
plus, elle a converti les missionnaires, sans exercer
d'autre action sur eux que celle de les instruire, en
se montrant telle qu'elle est, et non telle qu'on la
leur avait représentée.

A une époque où l'enseignement languit quelque
temps, par la négligence ou les empêchements des
maîtres, des ennemis profitèrent de l'occasion pour
attaquer les dogmes essentiels. Ils tentèrent une sup-
plantation ; ils ne leur épargnèrent ni dénigrement, ni
plaisanteries. Aujourd'hui l'École a su recouvrer ses
forces ; elle recommence ses exercices avec calme, sans
apologie, sans polémique. La doctrine reprend son at-
titude, et les ennemis disparaissent. On a pu lui appliquer la fable *du cygne et des oiseaux jaloux*, de l'abbé
FRAGUIER. Un cygne était l'objet de l'envie d'un mil-
lier d'oiseaux. La blancheur de ses plumes, qui
causait tant d'admiration, les mettait au désespoir.
Un jour qu'il s'était éloigné du bassin où il prenait

ordinairement ses ébats, ils s'entendirent pour lui
ravir les avantages qu'ils jalousaient tant : à coups
de bec et de pattes, ils jetèrent sur lui tant de fange,
que le bel animal devint méconnaissable. Les con-
jurés étaient dans l'enchantement. Mais ce triomphe
ne fut pas de longue durée. Le cygne, après sa pro-
menade, retourne tranquillement au bassin. Il s'é-
lance dans l'eau, et sans penser à ses ennemis, il se
livre à ses exercices de natation qu'il aime. L'eau
dissout la boue, et l'élégant oiseau reparaît plus beau
que jamais.

IV. Vous êtes persuadés, Messieurs, que les membres d'une compagnie doivent trouver dans leur intérêt commun la cause de la conservation d'une doctrine par laquelle ils existent. Vous pensez qu'ils ont
dit : « réunissons-nous pour soutenir un certain nom-
» bre d'idées, dont le système, naturel ou factice,
» doit être le principe de la durée et de la réputation
» d'un corps dont nous sommes parties. » C'est ce
qu'il y a de plus raisonnable. Cependant je suis convaincu que, dans aucun temps, les individus qui
ont composé cet établissement n'ont fait cette con-
vention, ni explicitement, ni tacitement. Vous faites
plus d'honneur à l'esprit humain qu'il n'en mérite.
L'intérêt du corps n'est pas le *premier* qui occupe le
membre ; c'est l'intérêt particulier. Celui de la vanité
l'emporte sur tout autre dans la caste scientifique.
Se distinguer, avoir plus de succès que tout autre,
voilà ce qui dirige. La subordination de l'intérêt par-

ticulier à l'intérêt général, est une vertu qu'on ne rencontre que dans des sociétés réunies par des sentiments religieux, ou dans des corps politiques nouvellement formés, où les vertus civiques vont jusqu'au fanatisme.

Non, l'esprit de corps n'a pas été le principe de la conservation de la doctrine médicale de Montpellier : elle s'est perpétuée en dépit des désirs et des intérêts des individus. On a entendu, dans les salles de cette École, toutes les théories hypothétiques des diverses époques, présentées avec éclat, soutenues et controversées avec une chaleur qui semblait provenir de la conviction. Mais après ces disputes animées, si l'on voulait connaître la profonde pensée de chaque professeur, il fallait le voir auprès du lit du malade. Il en faut convenir, à cette épreuve redoutable, le sentiment de la conscience faisait taire la vanité. Le praticien oubliait ses sophismes, et les propositions pérennes de la médecine inductive se présentaient à son esprit, dégagées de tout le prestige des opinions. Figurez-vous le juré de jugement dans une cour d'assises, prêt à prononcer sur la vie ou l'honneur d'un accusé, descendant dans le fond de son âme, se rappelant toutes les dépositions, et se débarrassant de l'éloquence suspecte des deux avocats antagonistes. La thérapeutique n'était ni animiste, ni mécanique, ni chimique, ni solidiste : c'était l'*empirisme raisonné*. Demandez tout cela à mon honoré collègue M. BROUSSONNET, qui possède

mieux que personne la tradition de cette partie de l'histoire médicale de cette École, et il vous prouvera par
là que la seule chose de laquelle on fût sincèrement
pénétré, était la doctrine dont je parle ; et que les
théories hypothétiques dont les amphithéâtres reten-
tissaient, n'étaient que des fleurets dont les maîtres
et les élèves se servaient pour une sorte d'escrime.

Une chose bien remarquable et qui vous fait voir
qu'à toutes les époques les professeurs qui parlaient
le plus des théories hypothétiques du temps, étaient
nourris de connaissances plus sérieuses dont ils ne
parlaient jamais, c'est que, dans une École qui date
de plus de sept siècles, et où ont enseigné avec éclat
des hommes de la plus grande force, il n'y en a pas eu
un, jusqu'au commencement du XIXme siècle, qui se
soit avisé de créer un système hypothétique. Réflexion
faite, vous n'en serez pas surpris. Une théorie hypothétique est d'autant plus facile à créer que l'on connaît
moins de faits. Une poignée de matériaux se dis-
posent et se coordonnent aisément autour d'une idée
imaginaire. Mais lorsque les matériaux sont im-
menses, et que ceux qui ne trouvent point place au système sont presque aussi nombreux que ceux qui ont
été préférés, l'auteur finit par plaindre son temps et
sa peine. Voilà ce qui a découragé les médecins de
Montpellier, d'autant que la première éducation que
l'on reçoit dans cette École est de s'imbiber des faits
médicaux de tous les genres, et de s'exercer à rédiger les dogmes avec assez de sévérité pour qu'ils

n'aient pas à redouter l'embarras d'un phénomène contradictoire.

On sait que feu M. BAUMES n'eut pas autant de timidité ou de circonspection que ses devanciers, et qu'il essaya de faire un système hypothétique de médecine, système dont la base était l'application des lois de la chimie nouvelle à la théorie de tous les phénomènes vitaux. On sait aussi que le public médical fit justice de cette production dès qu'elle parut, et que, malgré le talent professoral de l'auteur, les élèves de cette École, toujours attentifs, toujours assidus, toujours respectueux, pensèrent qu'ils étaient obligés d'écouter les leçons, mais non pas d'en adopter les idées particulières. Je ne sais pas si M. BAUMES s'est sincèrement repenti de son travail; ce que nous savons bien, c'est qu'après quelques essais pour l'établir, il l'abandonna. Sa théorie n'a plus été que comme un enfant de l'amour : son père l'avait faite avec volupté et délire; après sa naissance il en a rougi, et quoiqu'il eût conservé pour elle de la tendresse, il ne voulut plus ni en parler, ni en entendre parler. Au reste, l'on peut assurer que, dans l'exercice de la médecine, et spécialement dans les consultations, il n'est jamais sorti de sa bouche ou de sa plume, ni une prescription, ni une théorie qui ne fût conforme aux idées enseignées dans cette École : preuve qu'il croyait plus à la médecine ancienne et constante qu'à celle qu'il venait de créer.

Vous voyez donc dans cette École une doctrine qui

se conserve, et à laquelle ses membres sont forcés de rendre un hommage muet, lorsque leur goût les porte vers des idées fort différentes. Mais ce qui me semble prouver le plus la faculté conservatrice interne de la médecine hippocratique, c'est l'impuissance où se sont trouvés des hommes qui, de dessein prémédité, voulaient établir un schisme, sans trouver un moyen pour le justifier.

Rappelez-vous que, dans une science inductive, on trouve des propositions d'ordres différents. Celles qui ont été tirées immédiatement des faits sont du premier ordre. Celles qui découlent des premières sont du second ordre. Vous concevez qu'il en est du troisième, du quatrième, etc., suivant le rang des propositions d'où elles ont été tirées. La médecine interne, telle que la conçoivent les médecins hippocratiques, est construite de faits et de propositions successives, tirées par des sorites. Seriez-vous surpris que, dans l'acquisition de cette science, des hommes de différentes portées s'arrêtassent à diverses hauteurs de la série ; qu'un grand nombre ; par faiblesse naturelle ou par paresse, se bornassent au premier étage : que d'autres montassent jusqu'au second et pas plus haut, d'autres jusqu'au troisième, et successivement ? Dans cette supposition, quel doit être le résultat de cette inégalité ou d'efforts ou de réussite ? Pour quelque homme que ce soit, les propositions qui sont au-dessus de sa portée sont des *paradoxes*. Mais comme, dans une science, une proposition paradoxale vraie ne peut pas, au premier aspect, être distinguée d'avec une proposition fausse, cet homme s'arrangera avec son amour-propre, pour accuser la proposition paradoxale de fausseté, d'arbitraire, d'inintelligibilité, et pour rabaisser ainsi le confrère, qui est son supérieur, et qu'il veut regarder comme son adversaire. Vous conviendrez bien que des disputes de ce genre ne sont pas des *variations* de la science, et n'infirment pas la *constance* de la médecine.

Ce que je viens de dire en général est précisément l'histoire de l'espèce de scission qui exista quelque temps entre les praticiens de Montpellier d'une part, et BARTHEZ de l'autre. Tous marchaient dans la même direction, mais tous ne marchaient point du même pas. Les praticiens, d'ailleurs fort estimables, allaient lentement; BARTHEZ avait toujours l'avance par rapport à ses contemporains. Ceux-ci, arrivés à certaines bornes, s'arrêtèrent; celui-là les passa : bien plus, il franchit les termes qui avaient été assignés dans la médecine interne inductive; c'est-à-dire que, pour parler sans figure, il établit des propositions d'un ordre supérieur à celles qui étaient connues dans la science, sur divers points importants. A l'aide de ces ressources, il put classer convenablement un grand nombre de faits, soit pathologiques, soit thérapeutiques, qui étaient auparavant isolés (1).

---

(1) Outre les propositions essentielles directement destinées à épurer, enrichir, fortifier, éclaircir la doctrine hippocratique, qui par

Dès que les confrères le virent si loin d'eux, ils le regardèrent comme un esprit singulier, ce qu'on appelle un *esprit systématique*. Il avait beau leur dire qu'ils appartenaient tous à la même doctrine ; qu'il ne faisait qu'ériger en principes généraux, réguliers et corrects, ce qu'ils faisaient tous les jours dans leur pratique, soit par routine, soit par des raisons insoutenables : mais ils n'en tinrent pas compte, et ils ne cessèrent de dire qu'il avait dévié de la route.

Une des pièces de conviction dont ils se prévalaient pour le faire regarder comme un novateur bizarre et téméraire, ce fut le mot qu'il avait adopté pour désigner la cause collective et individuelle qui distingue le corps vivant d'avec le cadavre. BARTHEZ, pour ôter de la science médicale les opinions particulières que l'on a eues sur cette cause, et qui fréquemment embarrassent les propositions doctrinales, voulut employer un mot abstrait qui n'emportait avec lui aucune hypothèse, et qui, par conséquent, permettait à chacun de le rendre concret, *à part soi*, suivant ses fantaisies ; en un mot, il crut rendre à la médecine le service que VIETTE rendit à l'algèbre

---

là lui est presque devenue propre, BARTHEZ a rendu le service de jeter dans ses leçons publiques et particulières une quantité prodigieuse d'idées médicales, de tous les temps et de tous les lieux, curieuses ou utiles, jusqu'alors peu connues, énoncées avec un charme inconcevable, que les disciples ont exploitées, mais qui, étant restées traditionnelles, semblent se perdre à mesure que les auditeurs primitifs disparaissent.

en exprimant les propositions d'une manière aussi abstraite qu'il était possible. Les retardataires, qui se croyaient ses antagonistes, prirent ce mot dans un sens concret, s'imaginèrent qu'il exprimait une substance inventée à plaisir : et ainsi ils crurent voir une nouvelle hypothèse dans le mot qui avait été fait pour les exclure toutes. Cette prévention a duré long-temps à Montpellier même, et il semble qu'il ait fallu une certaine progression de la civilisation, pour que l'on ait pu généralement comprendre ces notions, et pour sentir la liaison des anciennes avec les plus récentes.

On peut dire qu'à cette époque on n'était pas assez généralement capable de *lire* les ouvrages de BARTHEZ. Ce qui me le prouve, c'est la manière dont on a interprété quelques passages de ses livres.

Il y a des personnes qui se récrient sur le mot de *principe*, et qui se figurent qu'il emporte toujours avec lui l'idée d'une substance. En parlant de cette acception du mot, elles soutiennent que cette formule exprime une véritable hypothèse. Cette erreur fait voir que ces adversaires ne connaissent pas toutes les acceptions de cette expression. Entre les divers sens que nous présente le mot *principe*, les dictionnaires de TREVOUX et de RICHELET nous donnent celui-ci : *la cause, l'auteur, la source, l'origine de quelque chose.* Ce mot désignant ici seulement le commencement générateur des effets dont on s'occupe, s'emploie également pour les forces physiques, pour les forces spirituelles, pour les facultés et les qualités attachées à un *substratum*. L'air, l'eau, la terre et le feu étaient les *principes* des anciens chimistes. Dieu est le *principe* de tout ce qui existe. L'honneur est le *principe* d'un grand nombre de belles actions. Ainsi, *principe* étant souvent synonyme de *cause*, est également employé dans l'ordre physique, dans l'ordre spirituel et dans l'ordre abstrait. Il se joint sans peine à l'idée d'un corps, à celle d'un esprit, et à une notion indéterminée d'une source génératrice dont on ignore la nature (1).

Quiconque n'est pas étranger au langage de la philosophie, doit voir que, chez Barthez, le mot *principe* a été employé dans cette dernière signification. Pour s'y tromper, il faut manquer ou d'attention, ou d'impartialité, ou d'une instruction suffisante dans l'idiome des sciences.

La chicane qui s'est reproduite le plus fréquemment, c'est celle qui a pour objet un petit article du troisième chapitre des Éléments de la science de l'homme. Comme Barthez s'était piqué de n'admettre aucune hypothèse dans sa doctrine, on crut le surprendre en fla-

---

(1) J'ai entendu quelqu'un dire qu'à la place de *principe*, Barthez aurait dû mettre *qualité*; que le premier de ces mots exprimait une hypothèse, et que le second exprimait un fait. Ce qu'il y a de vrai, c'est l'opposé de ce qu'il a dit. Le mot *principe* est inattaquable, puisqu'il ne veut dire que *cause* indéterminée ; tandis que le mot *qualité* spécifie la nature de cette cause. Or, celui qui parle ainsi avance implicitement une assertion qu'il lui serait impossible de prouver.

grant délit dans ces mots : « dans tout le cours de cet
» ouvrage, je *personnifie* le principe vital de l'homme,
» pour pouvoir en parler d'une manière plus com-
» mode. Cependant, comme je ne veux lui attribuer
» que ce qui résulte immédiatement de l'expérience ;
» rien n'empêchera que dans mes expressions *qui pré-*
» *senteront ce principe comme un être distinct de tous les*
» *autres, et existant par lui-même*, on ne substitue
» la notion abstraite qu'on peut s'en faire comme
» d'une simple faculté vitale du corps humain, qui
» nous est inconnue dans son essence, mais qui est
» douée de forces motrices et sensitives. » Dans les
mots que j'ai soulignés moi-même, les critiques virent
une déclaration d'une substantialisation de la force
vitale, et l'admission d'une hypothèse faite par l'auteur avec intention. Voilà le fondement de l'accusation d'avoir renouvelé l'archée de PARACELSE et de
VAN-HELMONT, et d'avoir bâti cette doctrine sur une
supposition.

Cependant, si le passage est susceptible de deux
interprétations, le premier devoir du critique est de
se conformer à la règle fondamentale de l'*herméneu-*
tique, qui est d'expliquer un auteur par lui-même (1).
BARTHEZ a fait son livre pour faire en sorte qu'aucune proposition essentielle de la physiologie ne soit

---

(1) Cela suppose que l'auteur est un homme grave, qui s'entend
avec lui-même. L'herméneutique n'a été faite que pour des auteurs
de cette espèce.

exposée à des contestations ; et l'on veut qu'il soit
tombé dans l'inconcevable inadvertance d'asseoir la
science sur une hypothèse ? Cela ne peut pas être.
C'est au lecteur à ne voir dans ce passage que ce qui
est en harmonie avec l'ensemble des propositions de
l'auteur.

Il ne faut pas oublier que la force vitale de l'a-
nimal est le principe de son hypostase, de sa *sup-
positalité*, pour parler le langage des philosophes
du moyen âge, c'est-à-dire de l'individualité, de
la constitution de son *moi*. Nous pouvons même dire
qu'elle est le principe de la *personnalité* zoologique,
si vous n'exigez pas l'intelligence pour employer
cette expression (1). Dans la plupart des propositions
doctrinales où il s'agit d'exprimer l'opération de la
force vitale, il importe de rappeler cette personnalité du système vivant. Pour faire entendre cette
idée complexe, on est obligé de dire proprement :
*tels effets ont pour cause active le système en tant qu'il
est vivant, et en tant qu'il est doué de l'individualité.*
Or, une expression aussi longue, souvent répétée,
rendrait les propositions insupportables. Comment
abréger cette formule ? L'auteur le fit par une des
métonymies les plus ordinaires, par un seul mot qui
représentait dans cette phrase la circonstance qui l'intéressait le plus, savoir : la vertu qu'a la force vitale de donner au système l'unité, le *moi*, l'incom-

---

(1) V. POLMANNI *Breviarium theologicum*, § 371 *et seq.*

municabilité , en un mot la personnalité vitale.
Cette dénomination , employée sans précaution , pourrait tromper un lecteur inattentif; mais qui devrait
l'en plaindre , quand BARTHEZ nous a avertis que
c'est un trope grammatical dont il a défini et motivé
le sens ?

Le passage attaqué se réduit donc à cette déclaration : « Dans le cours de cet ouvrage, je désigne
» assez souvent la force vitale par une expression
» courte qui doit rappeler conventionnellement les
» attributs essentiels de cette puissance, et qui est
» ici plus commode que n'en serait la dénomination
» analytique. Cependant, comme je ne veux attri-
» buer à cette force que ce qui résulte immédiate-
» ment de l'expérience ; si, par ces raisons, je l'ex-
» prime au moyen d'un mot qui semble présenter un
» être substantiel distinct, n'oubliez pas que cette
» erreur doit disparaître en vous souvenant du sens
» conventionnel de ce mot ; et dans les propositions
» où se trouvera l'expression *principe vital*, je m'en-
» gage à vous faire voir qu'elle ne nécessite jamais
» la supposition d'un être substantiel, et qu'elle vous
» permet d'y substituer la notion d'une simple fa-
» culté, si cette opinion vous accommode. Je ne
» suis occupé que de la force et de ses manières d'a-
» gir : je suis aussi indifférent qu'ignorant sur le
» *substratum* de cette force. Si un lecteur ne sait pas
» rester dans l'équilibre qui me coûte si peu, je ne
» veux pas qu'il m'accuse de l'avoir fait pencher

» d'un côté ni de l'autre. » Dans cette paraphrase du passage , voit-on une ombre d'hypothèse ?

J'entends rabâcher encore une vieille turlupinade qui fut faite lors de la publication de la première édition des *Éléments de la science de l'homme* , et que des malveillants font semblant de prendre au sérieux. Je la reproduis dans votre intérêt, mais *avec quelque pudeur*, comme dit un de nos écrivains les plus spirituels (1) , *parce qu'il n'y a rien de plus fâcheux à répéter qu'une bêtise solennelle.* L'auteur, quel qu'il soit, a prétendu que BARTHEZ s'était occupé fort soigneusement de chercher ce que devenait le principe vital lors de la mort de l'homme. Voici le passage qui a été l'occasion de ce trait satyrique.

L'auteur ayant toujours voulu demeurer dans le scepticisme le plus strict touchant la nature de la cause de la vie , parle ainsi de la dissolution du système au moment de la mort : « Autant qu'est sen-
» sible cette métamorphose de la partie terrestre de
» l'homme, autant est douteux le sort du principe
» vital après la mort. Si ce principe n'est qu'une
» faculté unie au corps vivant, il est certain qu'il
» périt avec le corps. S'il est un être distinct du corps
» et de l'âme, il peut périr lors de l'extinction de
» ses forces dans le corps qu'il anime : mais il peut
» aussi passer dans d'autres corps humains, et les
» vivifier par une véritable métempsycose. Il est

_____

(1) M. Ch. NODIER , Notice sur Gil Blas.

» possible que la fin du principe vital soit relative à
» son origine. Ainsi, en supposant qu'il soit émané
» d'un principe que Dieu a créé pour animer les
» mondes, il peut, à la mort, se rejoindre à ce principe
» général. Mais dans cette supposition même, il peut
» périr sans que la puissance dont il est dérivé en
» soit affaiblie : de même que les rayons du soleil se
» réfléchissent et se perdent dans l'ombre des corps
» opaques, sans que cette source de lumière puisse
» jamais être épuisée. » Que trouvons-nous dans ce
passage, vous et moi ? Le voici. L'auteur qui voulait
faire bien distinguer la cause vitale d'avec le sens
intime, a dû rappeler cette distinction, lorsqu'il parle
du moment de l'extinction de l'agrégat. Il ne doit pas
s'occuper du principe du sens intime, puisque les
dogmes religieux fondus, à cette époque, avec les
lois de l'état et la morale publique, nous avaient assez
dit en quoi consistait son essence, et quelle était
sa destinée. Quant à la force vitale, ou à l'*énormon*
d'HIPPOCRATE, il répète la déclaration de son ignorance touchant sa nature, et par conséquent de son
mode de résolution. Il rappelle les conjectures que
d'autres ont pu faire sur la première de ces questions,
et il fait voir quelles sont les conjectures correspon-
dantes qui se rapporteraient à la seconde.

Au lieu de cela, quelqu'un de ces hommes qui
craignent les esprits, et dont le zèle pour le matérialisme va jusqu'à la persécution, outré de voir
BARTHEZ demeurer dans le doute sur la nature de la

force vitale, et dans la persuasion de l'immortalité
de l'âme, lui décocha le sarcasme de le voir gravement
travailler à éclaircir le sort futur du principe vital,
et il trouva assez de lecteurs qui parlèrent sincèrement de même.

Voilà, Messieurs, comment on lisait et comment
on comprenait à cette époque. Trouvez-vous dans
cet article un mot qui suppose l'adoption d'une hypothèse substantielle, un mot qui vous fasse penser
que l'auteur fait des recherches pour savoir quel est
le sort de cette âme en peine?

Quand BARTHEZ s'est astreint à considérer abstractivement le principe vital comme une force, il n'a
certainement pas voulu dire qu'il existait des forces
sans *substratum*. Cette puissance est une qualité d'une
substance. Mais comme il n'est pas possible en ce
moment de déterminer cette substance, à l'imitation
d'HIPPOCRATE, il a refusé de la rechercher, afin de
ne pas suivre les ferrailleurs sur ce terrain, et de les
forcer à l'attaquer sur un théâtre plus digne de lui.
C'est ce que n'ont pas su voir beaucoup de médecins
français, qui ont appelé ce nom une *hypothèse*. MM.
HUFFELAND, BICHOFF, SPRENGEL, TIEDEMANN, ont
très-bien senti que les travaux de BARTHEZ avaient
pour but d'étudier les lois de la *force vitale chez
l'homme*..... On se souvient de l'impertinente question
que le père BOUHOURS imprima dans le temps, et
qui indigna tant LEIBNIZ, savoir *si un Allemand pouvait avoir de l'esprit*. J'ai tremblé quelquefois que,

par représailles, un Allemand, nous appréciant uniquement d'après les médecins nos compatriotes dont je viens de parler, ne demandât au monde savant si un Français peut avoir assez d'intelligence pour comprendre la différence qui existe entre une désignation abstraite et une hypothèse.

Quoique BARTHEZ soit mieux compris aujourd'hui qu'il ne l'était il y a vingt ans, je ne répondrais pas que tous les lecteurs saisissent exactement ses pensées. Sa doctrine exige pour son intelligence une connaissance étendue de l'état antérieur de la science, de la sagacité et beaucoup d'attention. Nous pourrions dire de BARTHEZ ce que SCALIGER, BOUHIER (1) et M. le professeur LHERMINIER ont dit d'HÉRODOTE : les ouvrages de cet auteur devraient être toujours entre les mains des vrais savants, et devraient n'être jamais lus des ignorants, des demi-savants, ni des pédants (2).

Il m'en coûte de parler encore des faiblesses humaines ; mais je dois tout dire quand il s'agit de votre instruction.

Tout le monde sait que la diversité des opinions sur des objets d'une certaine importance empêche la réunion des cœurs, et même divise les plus unis.

_____

(1) Recherches et dissertations sur HÉRODOTE, chap. I.

(2) Une pédanterie que l'on remarque quelquefois chez les détracteurs de BARTHEZ, consiste en ce qu'ils prétendent lui en remontrer au sujet de sa manière de philosopher en médecine, et lui reprocher de n'avoir pas connu et suivi des règles qu'ils n'avaient apprises que de lui-même.

Mais une vérité qui n'est pas si commune, c'est que l'antipathie accidentelle des cœurs sépare quelquefois deux têtes qui étaient auparavant réunies dans un même avis. On a dit que, lors de la découverte de l'Amérique, les Indiens se convertirent facilement dès le commencement; mais que, lorsqu'ils eurent tant à se plaindre des Espagnols, ils renoncèrent au paradis, pour n'être pas obligés de se trouver avec les âmes de leurs persécuteurs. On voit parfois des ruptures scientifiques équivalentes chez des individus qui ne sont point sauvages. La raison explique, et semble autoriser jusqu'à un certain point, l'éloignement des cœurs par la diversité antérieure des opinions. C'est naturel, excusable. Mais que deux hommes qui ont adopté une proposition doctrinale, et qui l'ont renforcée dans leur esprit par les mêmes raisons, changent d'avis postérieurement à l'époque où les cœurs se sont repoussés : il est clair que leur dissension inattendue a été produite à dessein, et qu'au moins l'un des deux a menti à sa conscience.

C'est ce que l'on trouve dans une querelle médicale qui a existé entre Barthez et Dumas. Tous les deux élevés dans cette École, ils étaient pénétrés des mêmes idées fondamentales. Dumas, qui est né trente ans après Barthez, a étudié lorsque son devancier avait cessé l'exercice de l'enseignement; mais cela ne l'a pas empêché de suivre ce que l'autre avait ajouté à la science. Devenu professeur, il s'est avancé sur les pas de ce maître, et il a fait en sorte de rendre le chemin plus aisé. Ces deux hommes se brouillent. BARTHEZ accuse DUMAS d'avoir marché sur son sentier, sans dire que c'est lui qui l'a ouvert. Là-dessus, DUMAS cherche, dans une longue préface, à faire voir qu'il y a une grande différence entre ses idées et celles de son prédécesseur..... Les gens du monde ont pu croire que ces idées respectives étaient en effet très-diverses; mais si les connaisseurs veulent examiner cette comparaison, ils verront que les différences ne sont que des nuances, et qu'elles sont plutôt dans les mots que dans les pensées.

Je vis avec peine une mésintelligence entre deux hommes que j'aimais. Après plus de trente ans, je puis dire sans blesser personne, que BARTHEZ aurait bien fait de n'être pas si exigeant dans l'intérêt de sa vanité; et DUMAS de ne pas affecter tant d'importance à la substitution d'une expression à une autre, lorsqu'elle ne changeait en rien l'essentiel de la science. DUMAS voulait mettre sous le nom de *force de résistance vitale* à peu près tout ce que BARTHEZ mettait sous le titre de principe vital. Or, je vous le demande, pensez-vous que l'on doive beaucoup de reconnaissance pour celui qui aura fait une pareille mutation de syllabes? Notez que BARTHEZ n'inventait pas un nouveau titre : celui qu'il avait préféré était fort ancien. J.-J. ROUSSEAU, dans son Dictionnaire de Musique, s'occupe de l'histoire du septième son de la gamme. La détermination de ce son est très-ancienne; le nom *si* dont nous nous servons est beaucoup plus récent. L'au-

teur de ce nom est un Le Maire, qui n'est connu que
par l'invention de cette syllabe. Il fait cette réflexion
à ce sujet : « Toute la prétendue invention de Le
» Maire consiste, tout au plus, à avoir écrit et pro-
» noncé *si*, au lieu d'écrire ou prononcer *bi* ou *ba*,
» *ni* ou *di* (que d'autres avaient proposé), et voilà
» avec quoi un homme est immortalisé. » En supposant
que le public eût préféré l'expression *force de résistance
vitale*, à celle de principe vital, ou à celle de *nature
vivante*, je n'aurais pas voulu qu'un malin vînt faire
une épigramme pareille contre l'auteur.

Au reste, la science ne tient aucun compte de ces
petits scandales. Elle force les deux contendants à lui
faire un même hommage : c'est le supplice qu'elle
impose à deux âmes qui veulent se fuir, et que l'inexo-
rable vérité étreint d'une chaîne indissoluble.

Conclusion que je tire de mes remarques.

Les propositions fondamentales de la médecine construite d'après la méthode inductive d'Hippocrate,
doivent être vraies, puisqu'elles se conservent malgré
les causes externes et internes qui semblaient devoir
les détruire. Quand cette doctrine a bravé tant de révolutions, elle peut se rire de celles que l'on a prédites.
Elle trouve en elle le principe de sa pérennité : on ne
peut donc rien souhaiter pour elle, sinon que, dans
tous les temps, les maîtres la connaissent. Un corps
savant, disait Colbert, n'est pas d'une grande utilité, si les membres ne peuvent pas s'unir et former
une individualité. Multiplier les confrères, c'est mettre

pierre sur pierre : ce qui m'importe le plus, c'est d'y
insuffler une âme. C'est ainsi qu'il parlait au sujet
d'une société académique : il devait le penser à plus
forte raison quand il s'agissait d'une École. Ici l'âme
s'y trouve, et désirons que, dans tous les temps, ceux
qui doivent remplir les places vacantes soient promptement assimilés au système entier, c'est-à-dire soient
parfaitement éclairés sur la doctrine. Quand ils la
connaîtront, il ne dépendra point d'eux de la rejeter :
le sens commun régit tous les hommes qui ne sont pas
malades. Elle peut tirer de la concorde des membres des
moyens de progrès ; mais elle n'a rien à perdre dans
le fond quand des antipathies les séparent. Pour la déni-
grer, il faut ou l'ignorer ou la calomnier. Quand il lui
plaît, il ne lui est pas difficile de convaincre l'ignorant et le calomniateur, et de leur infliger le châti-
ment qu'ils méritent (1).

---

(1) Au moment de livrer cette feuille à l'impression, je lis dans
le Moniteur du 27 Octobre, un rapport de M. le ministre de l'instruction publique au Roi, en date du 25 Octobre 1836, qui a pour
objet la création, dans la Faculté de Médecine de Montpellier, d'une
chaire d'institutions de médecine, sous le nom de *Pathologie et Thérapeutique générales*. Les motifs sont exprimés dans ces termes : « Sire,
» la Faculté de Médecine de Montpellier, déjà célèbre dans le moyen
» âge, a été pendant plusieurs siècles sans rivale en Europe. Sau-
» vages, Astruc, Bordeu, Grimaud, Fouquet, Barthez, et tant
» d'autres médecins illustres, versés dans l'étude des lettres et de la
» philosophie, ont imprimé à son enseignement un caractère parti-
» culier qui en fait la force. C'est par la recherche des principes les plus
» élevés de la médecine, considérée comme science et comme art, et
» par la haute critique historique et philosophique des divers sys-

A MM. les Élèves, en terminant le cours de cette année.

MESSIEURS,

Lorsqu'en 1803 je visitai à Paris le musée des monuments français, un bas-relief antique fixa mon attention. Le sujet était allégorique (1). Sur une mer tranquille, on voit un vaisseau qui vogue. Trois personnages cherchent à le diriger, mais ils ne paraissent pas bien d'accord entre eux.

Au milieu du navire est un vieillard ailé qui plane sur une sphère terrestre, qui s'appuie de deux longues béquilles sur quelques points du globe; qui, d'une main, montre son sablier au personnage antérieur.

---

tèmes, que la Faculté de Médecine de Montpellier s'est constamment
» distinguée des autres grandes Écoles médicales. Il importe, Sire, de
» lui conserver cette originalité propre, tout en assurant le continuel
» progrès des études spéciales pathologiques, physiologiques et chi-
» miques, qui occupent si justement aujourd'hui, dans l'enseigne-
» ment de la médecine, une si grande place. C'est pour atteindre ce
» but, qu'il me paraît nécessaire de créer, à Montpellier, une chaire
» de Pathologie et de Thérapeutique générales, dont l'objet serait
» l'enseignement philosophique des vérités générales de la science.
» Cette chaire a déjà existé dans la Faculté de Montpellier, sous la
» dénomination d'Instituts de médecine. » Je prie le lecteur de se
souvenir que celui qui parle ainsi de la Faculté de Montpellier, de sa
doctrine, de sa philosophie, de son enseignement, de son rang, et
qui s'intéresse si vivement à la prospérité de cette École, est M.
GUIZOT.

(1) M. A. LENOIR l'a gravé et expliqué à sa manière dans son *Musée des monuments français*, t. I, page 90. Il a été copié dans la li-
thographie présente.

avec un ton de reproche ou de remontrance ; qui, de l'autre, saisit des cordes capables de retenir la partie inférieure de la voile fortement enflée.

Sur la poupe est un squelette ailé qui tient un gouvernail configuré en manière de faulx, et qui fait un geste menaçant à la figure la plus avancée.

Celle-ci, placée sur la proue, est une fille nue dont les cheveux noués forment deux sortes de flammes au-dessus du nœud. Cette fille tient des deux mains la vergue de la voile, et paraît la disposer à son gré, sans s'émouvoir beaucoup des reproches qu'elle reçoit.

En essayant d'interpréter cette composition et de pénétrer l'intention de l'artiste, j'ai vu dans la première figure le Temps...., non pas le triste Saturne, cet impitoyable dieu qui détruit tout, qui dévore même ses propres enfants.... : mais ce Temps fantasque que l'on appelle le *siècle*, le *temps qui court*, que les anciens appelaient *mos* (la mode), *opinatus* (l'opinion) ; ce pouvoir qui prétend asservir le monde entier, et qui fait souffler les vents suivant la direction qu'il lui plaît de préférer. Il n'a d'autre support que ses deux potences. Il n'a point de base de sustentation ; il est toujours forcé de marcher. Si vous voulez lui demander les titres de l'autorité qu'il s'arroge, il est loin de vous avant que vous ayez terminé votre question. En montrant à la jeune vierge l'horloge dont il est muni, il lui rappelle toute la puissance attachée à son nom de *Temps*. Ses manches singulières ne vous semblent-elles pas *charlatanesques* ? En te-

nant dans sa main les rênes de la voile qui est si
enflée, il veut qu'on sache quel est le rumb qu'il a
ouvert. Il s'indigne qu'elle ne seconde pas ses vo-
lontés, et qu'elle élude ses commandements.

Le timonier est un de ces êtres malfaisants qui
agissent moins par l'instinct de leur bien que par celui
du mal d'autrui. C'est une espèce d'ARIMANE, ou de
génie du mal. Il n'est pas toujours d'accord avec le
siècle, parce que ses intérêts sont assez souvent en
opposition avec la volonté de ce pouvoir. Mais dans
ce voyage, il s'unit au maître pour gronder la vierge,
ce qui fait penser que la tendance est perverse.

La troisième figure est de l'ordre des puissances amies
de l'humanité, qui contrarient assez souvent le siècle et
la malfaisance, non en leur déclarant la guerre, mais
en faisant tourner à bien les entreprises dangereuses de
ces antagonistes. On y voit un mélange de vérité, d'intelligence, de sagesse, de sincérité, de simplesse,
où vous reconnaissez ses intentions et ses penchants.
Elle sait à qui elle a affaire. Elle ne veut pas lutter,
mais elle ne veut pas s'associer aux caprices et aux
mauvais desseins de ses compagnons. Elle cherche le
vrai et l'utile. Les vents suscités par le Siècle, et l'a-
viron qu'agite la Malveillance, font voguer la nacelle :
que ferait-elle sans le secours de l'un et de l'autre ?
Mais comme ces impulsions seules l'éloignent de son
but, elle s'applique à orienter la voile, afin que ces
mêmes impulsions maintiennent le vaisseau dans la
vraie route.

Voilà, Messieurs, ce que j'ai cru voir dans cet emblème : un siècle bizarre, inconstant, dirigeant les affaires du monde ; la malfaisance profitant de l'occasion pour nuire : la vertu intelligente, vivant tranquillement et sans inimitié avec eux, profitant même de leurs efforts, mais trompant leur intention en s'en servant pour arriver au bien.

Cette leçon de morale, applicable à toute la conduite de la vie, me parut être la règle que doit suivre l'homme chargé d'enseigner publiquement une science pratique, et particulièrement la médecine. Il se tromperait bien s'il croyait que, dans sa course, il ne serait contrarié que par les événements physiques. Ce qu'il a le plus à craindre, c'est l'esprit du temps et la malveillance. S'il ne se prémunit pas contre la tyrannie capricieuse de l'un, et la constante perfidie de l'autre, il n'arrivera jamais au but que la raison et la conscience lui avaient assigné.

Mais quelles sont les défenses dont il doit se pourvoir ? Seront-ce des moyens hostiles qui attaquent les ennemis, pour prévenir leurs projets ? Non, cette méfiance armée serait pénible pour lui ; elle l'exposerait à être injuste ; elle lui ferait perdre de vue ses devoirs essentiels, qui sont de conduire à bon port les voyageurs qui lui ont été confiés. La meilleure défense, ce sont : la connaissance des lieux qu'il parcourt et de ceux qu'il doit toucher ; l'intelligence des avantages qu'il peut tirer des impulsions suspectes ; et enfin l'habileté nécessaire pour les accommoder à son objet. De cette manière, il vit en paix avec ses consorts, il profite de leurs efforts utiles, et il se dérobe à ceux qui le détourneraient de sa route.

Quand je suis entré dans la carrière didactique, j'ai connu de bonne heure cette importante leçon. Vous aurez pu vous apercevoir de temps en temps que j'avais l'intention de m'y conformer. Si je n'ai pas toujours réussi, c'est que l'attention, la vigilance, le soin, ne suffisent pas, et que malheureusement ces qualités sont les seules qui dépendent de moi.

La confiance que vous m'avez témoignée en fréquentant mes leçons, m'honore et me flatte : mais il me tarde de savoir de vous si j'en étais digne. Je n'attends pas des éloges ; mais je suis impatient de savoir si mes conseils ont fructifié. Si un jour je reconnais que *mes auditeurs* ont résolu d'approfondir toutes les vérités médicales qui existent, avant d'aller à la recherche d'opinions nouvelles ;

Voient la science dans tous les temps comme une chaîne continue, et se gardent bien de mettre en rivalité les chaînons des diverses époques ;

Travaillent à perfectionner cette chaîne, ou en y ajoutant un anneau, ou en fortifiant quelqu'un de ceux qui la composent, mais en silence, et en attendant que le public apprécie leurs services ;

Cherchent à être réellement utiles, sans se vanter de leurs découvertes ;

Sont attentifs aux observations nouvelles d'où qu'elles proviennent, et indifférents pour les suppositions arbitraires ;

Et pour retourner à l'allégorie que je cherche à expliquer, si je les vois occupés de leur but, insouciants pour les exigences du Siècle, lors même qu'ils sont froissés par ses échasses, et pour les intentions de la Malveillance, lors même qu'elle les gourmande et les menace :

Je n'aurai pas perdu mon temps. Ou ils auront suivi mes conseils, ou ils les auront trouvés identiques avec leurs résolutions. Dans tous les cas, mon nom sera quelquefois associé au souvenir des études sévères de l'art où ils veulent s'exercer. Quelque importantes que soient les grandes navigations auxquelles ils sont peut-être destinés, ils n'oublieront pas, j'espère, les leçons qu'ils ont entendues dans le modeste périple que j'ai entrepris pour eux, et ils se souviendront des sentiments qui m'animaient pour mes compagnons de voyage.

FIN.

TABLE DES MATIÈRES.

QUATRIÈME LEÇON.

SOMMAIRE.

CINQUIÈME LEÇON.

SOMMAIRE.

TROISIÈME PARTIE.

SIXIÈME LEÇON.

SOMMAIRE.

SEPTIÈME LEÇON.

SOMMAIRE.

HUITIÈME LEÇON.

SOMMAIRE.

NEUVIÈME LEÇON.

SOMMAIRE.

DIXIÈME LEÇON.

SOMMAIRE.

ONZIÈME LEÇON.

SOMMAIRE.

QUATRIÈME PARTIE.

DOUZIÈME LEÇON.

SOMMAIRE.

CINQUIÈME ET DERNIÈRE PARTIE.

TREIZIÈME LEÇON.

SOMMAIRE.